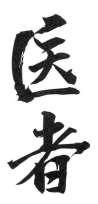

医者

大医精诚

北京广播电视台生活频道中心

《医者》栏目组 著

致敬21位精诚医者

按姓氏笔画排序

王 璐	王泰龄	宁晓红
曲 东	朱学骏	朱俊明
华 扬	刘海鹰	刘清泉
沈 琳	张 辉	张定宇
陈可冀	郎景和	侯晓彤
倪 鑫	郭 卫	曹 彬
屠呦呦	蒋荣猛	蔡连香

江苏凤凰科学技术出版社 · 南京

图书在版编目（CIP）数据

　　医者 大医精诚 / 北京广播电视台生活频道中心《医者》栏目组著. — 南京：江苏凤凰科学技术出版社，2021.11

　　ISBN 978-7-5713-2133-8

　　Ⅰ. ①医… Ⅱ. ①北… Ⅲ. ①疾病 – 预防（卫生）Ⅳ. ①R4

　　中国版本图书馆CIP数据核字（2021）第151846号

医者　大医精诚

著　　　者	北京广播电视台生活频道中心《医者》栏目组
责 任 编 辑	王　崇　祝　萍　洪　勇
责 任 校 对	仲　敏
责 任 监 制	方　晨
出 版 发 行	江苏凤凰科学技术出版社
出版社地址	南京市湖南路 1 号 A 楼，邮编：210009
出版社网址	http://www.pspress.cn
印　　　刷	佛山市华禹彩印有限公司
开　　　本	652 mm×960 mm　1/16
印　　　张	20.25
插　　　页	4
字　　　数	200 000
版　　　次	2021 年 11 月第 1 版
印　　　次	2021 年 11 月第 1 次印刷
标 准 书 号	ISBN 978-7-5713-2133-8
定　　　价	68.00 元（精）

图书如有印装质量问题，可随时向我社印务部调换。

致 敬

党的十九大提出：将"实施健康中国战略"作为国家发展基本方略中的重要内容，人民健康是民族昌盛和国家富强的重要标志。

"健康中国"不仅是中国梦的重要组成部分，也是十几亿中国人民共同的愿景。

409 万中国医者，支撑着世界上规模最大的医疗体系，承担着每年 77 亿人次的救治大任！聚焦这些践行健康中国战略的一线主力军，刻画精诚仁爱的医者群像，展示卓越医者对中国乃至世界做出的重大贡献，既给读者以启示、情怀和力量，也使医疗从业者有深切的荣誉感、获得感、价值感，激励他们热爱本职，在科研和临床工作中践行光荣使命，便是本书的理想和追求。

本书将"精诚医者"的每个侧面进行了拆分，得到了七组极富人文表达的名称，分别是："忠而勇""慈而守""悯而行""义而美""拙而大""敬而畏""仁而立"。以新时代下医者的七组品质，回应"药王"孙思邈千年前对"精诚医者"的定义，既是一场跨越时空的对话，也是一场思想与精神的共舞。

谨以此书，向所有精诚医者致敬，向伟大的祖国致敬！

文明的底色

读过很多书，但是，当这本书摆在我面前的时候，心里还是泛起了不一样的波澜。因为，它离我太近了——书里记录的人物就在身边，书里记载的时代正在经历，书里讲述的故事刚刚发生。

这是一本特别的书，准确地说，它是一部电视纪录片的文字版。而这部纪录片也很特别，从 2018 年 6 月开播至今，仍在不断地制作、播放，像是一台永不停歇的放映机，把一个个曲折而又精彩、平凡而又不凡的人生故事，如电影一般展现在人们面前。而所有的人生故事都有一个共同的主题，也就是这本书和这部纪录片的名字——《医者》。

真实、即时地聚焦当下的医者，记录他们的所作所为、所思所想，是本书的创新和用心之处。故事的主人公都是医之大者，毫不夸张地说，将他们的成就汇聚在一起，就是中国现代医学辉煌殿堂的缩影。而这本书，无疑是在悉心描述这座殿堂每一砖每一瓦的制作过程和成型经历。

对待历史，我们时常会犯"灯下黑"的错误，似乎认为只有那些久远的才是宏大的。而事实上，很多恢弘的改变和伟大的进步恰恰发生在离我们最近的昨天和今天。而照耀我们前行的，不仅有天上的星光，还有身边的灯塔。这本书的重要意义之一，可能正在于此。

今天，已成历史。今天，就是历史。当我们能够常常以这样的见识来看待和对待今天的时候，今天就会变得弥足珍贵。我们今天所做的一切，都是为了给历史留下一抹亮色，都是为了给未来带去一份敬仰。如此，今天、当下，便无憾矣。

这就是传承的动力，这就是文明的永续。

作为一名医者，以这样的心态翻看这本书的时候，便如同2500 年前的赫拉克利特，望着湍流而过的河水，凝神静思，与我的优秀同行们进行着一番灵魂的对话。赫拉克利特当年悟出的真理是：万物皆流，无物常驻。而我在此时所思考的课题是：医者何为？何为医者？

医者何为？救死扶伤，解除病痛。病如魔，从有人的那天起，便有魔，便与魔斗。随着斗争的不断胜利，人们的寿命越来越长，健康越来越有保障，在各行各业做出的成就和贡献越来越多、越来越大，人类文明发展的进程也在不断被提速。

何为医者？慈悲为怀，仁爱为念。医学是最大的善意，从医者唯有秉承这份善意，才能不惧艰险，无畏向前，救人于危难。同时这份善意也是人类文明进步的基石。人类文明发展究其根本即为从善，与人善，即与己善，没有谁可以荒漠独行，天下大同、和合共生，才是人间正道。

如此，医者之用为何？为人类文明的发展奠定不断向好的健康基础，把仁爱善意散播到地球的每一个角落，推动文明始终向着正确的方向前进。如果文明是一幅画卷，那么每个人都在通过自己的创造，在上面添加色彩、勾画线条，而医学却是这幅画的底色，它让每一抹色彩和每一根线条都能鲜艳夺目、强劲有力，从而托起了整幅画卷的恢弘气势，使之生生不息。

非常荣幸，描绘这些底色的，是我们医者。这是使命，应该引以为傲。

再次翻开这本书，共和国勋章、诺贝尔生理学或医学奖获得者屠呦呦研究员，中西医结合医学开拓者陈可冀院士，女性健康守护人郎景和院士，中国肝脏病理学奠基人王泰龄教授，他们誓要穷尽一生，战胜一个魔，竖起一道墙，拯救无数苍生。

慧眼华扬、金刀朱俊明、巧手郭卫等主任，他们用自己的技艺，救人于水火。

孩子们的守护神倪鑫院长，在绝境中创造希望的曲东、张辉等主任，他们用自己的双手，托起了新的生命。

让皮肤病患者重获尊严的朱学骏教授，给无数家庭带来温暖的蔡连香主任，让逝者善终、生者善别的宁晓红医生，在非生即死之际为患者苦寻生机的侯晓彤副院长，敲开器官捐献心灵之门的王璐协调员，发起并主导胃肠道肿瘤多学科综合治疗（MDT）的沈琳副院长，让脊柱侧弯患者挺直脊梁的刘海鹰主任，他们用自己的仁心，在人间种下了大爱。

当然，还有人民英雄张定宇院长、中医抗疫先锋刘清泉院长、永远在路上的"追疫人"蒋荣猛副院长、瑞德西韦临床试验项目负责人曹彬副院长等，当新冠肆虐，他们以身涉险，成为了这个时代最令人景仰的勇者。

21 位医者，虽仅为代表，但却已经让我们看到了这个时代鲜明、璀璨的文明底色。它上达数千年的雄厚积淀和血脉传承，远至一个民族乃至整个人类对美好幸福生活的不懈追求。

这才是真正终极的医者之为、医者之用，这才是我们毕生为医的心灵之源泉、信仰之基石。

一阵书香，吹动了一份哲思。人生快事。

中国工程院院士

中国医师协会常务副会长

清华大学临床医学院院长

清华大学附属北京清华长庚医院党委副书记、院长

董家鸿

第一章　忠而勇

忠于天职，英勇无畏，是为医者

在关键时刻选择向背，毫不迟疑；在第一时间做出回答，力挽狂澜；在大义面前无畏于个人生死，冲上战场；在非常时期守护世界安危，不敢松懈。医者的选择，只基于一个起点，渴求生命，敬畏人民，以天赋之使命，践行着人类的信念，延续着文明的呼吸。

第二章 慈而守

由慈爱之心，而选择坚守，是为医者

在生与死的边缘，守卫尊严；在人与魔的战场，守卫勇敢。在呼与吸之间，守卫平安；在病与痛之前，守卫慧眼。坚守，一辈子太短，需要几代人薪火相传。医者的人生，只有一种执念，把自己置身于危崖险岸，为别人扬起生命的风帆。

第三章 悯而行

因恻隐而不断前行，是为医者

问诊，不厌其烦，只为少些遗憾；治疗，急人所难，只为多些欢颜。每张孩子的笑脸，都是一个母亲的期盼；每个患者的身后，都有一个家庭的牵绊。医者的心里，装着一种柔软，怜天下，悯众生，以我之承担，行人间至善，万家美满。

第四章 义而美

因追求生命大义而不断追求生命之美，是为医者

追寻亡者，为了给生者一个奇迹；正视死亡，为了获得生命的勇气。守在患者的床边，人心才是天地。医者的美丽，源于一种大义，惠泽苍生，清泉一滴，厚德济世，生生不息。

第五章 拙而大

以抱朴守拙之姿，载着生命，驶向希望，是为医者

经年苦研，为了给世界一份大礼；殚精竭虑，让中西医融汇为一体。一个又一个举措，为孩子留住宝贵资源；一次又一次尝试，为患者重燃生命火焰。医者的世界，挺立着一种伟岸，锲而不舍，水滴石穿，功到天成，匠心璀璨。

第六章 敬而畏

因畏生敬，创造希望，转危为安，是为医者

逆转，即便只有一丝希望；冷静，哪怕直面危急重创。传播知识，让救助成为身边的力量；舍身赴险，把手术做成最完美的模样。心底宽广，何来沮丧。医者的勇气，来自一种信仰，敬畏生命，不惧死亡，拨开雾霭阴霾，拥抱漫天晴朗。

第七章 仁而立

仁者之爱，生命之利，是为医者

耄耋之年，仍在门诊查房；白发苍苍，还在创造希望。这一生，与不可能较量，为无数生命的黑暗，点亮了一盏倔强的烛光。他们的胸前，挂着一枚勋章，仁心大道，笔直宽广，白衣飘飘，为人榜样。书写着医者之大，传扬着博爱馨香。

忠而勇

忠于天职，

英勇无畏，

是为医者

第一章

在关键时刻选择向背，毫不迟疑；

在第一时间做出回答，力挽狂澜；

在大义面前无畏于个人生死，冲上战场；

在非常时期守护世界安危，不敢松懈。

医者的选择，只基于一个起点，

渴求生命，敬畏人民，

以天赋之使命，

践行着人类的信念，延续着文明的呼吸。

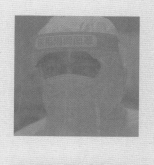
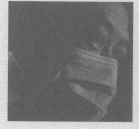
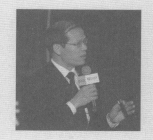

01

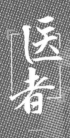

医者

生命以痛吻我，我要报之以歌

张定宇

医者 | 张定宇

湖北省卫生健康委员会副主任、党组成员

武汉市金银潭医院院长

曾被授予"人民英雄"国家荣誉称号，荣获第十二届"中国医师奖"；

被评为"感动中国2020年度人物"，在2020年2—7月"中国好人榜"

中被评为"敬业奉献好人"

生命以痛吻我，我要报之以歌

导语

2020 年 9 月 8 日，全国抗击新冠肺炎疫情表彰大会在人民大会堂举行。当"人民英雄"国家荣誉称号获得者、武汉市金银潭医院院长张定宇步履蹒跚地走入人民大会堂，接受习近平总书记颁授国家荣誉称号奖章时，观看直播的人们不禁肃然起敬。而有着"铁人院长"之称的张定宇，此刻竟有一些紧张。

他说："我担心在总书记和人民面前，腿走不稳，会摔跤。"想起武汉封城的 76 个日日夜夜，张定宇百感交集，最后却只化作简短的一句话："总书记，我们胜利了。"

"战疫"打响：身处风暴之眼

张定宇，2013年12月调入武汉市金银潭医院，6年后他的名字于一夜之间人尽皆知，一位身患渐冻症的院长，率领着一家传染病专科医院与新型冠状病毒正面交手。

时间退回到2019年12月27日，那一天张定宇接到一条消息，同济医院要求往金银潭医院转诊一位患者，他心里顿时"咯噔"了一下：从这么大的医院往这么小的专科医院转诊，多半是有什么问题。

虽然这位患者因为家属不同意最终没有转诊成功，但出于从业多年的职业敏感，张定宇仍有些惴惴不安。到了2019年12月29日下午，他接到湖北省疾控中心的电话：新华医院（省中西医结合医院）出现7位奇怪的发热患者，要求金银潭医院的专家会诊。张定宇马上安排黄朝林副院长亲自带队前往，最终讨论的结果是：往金银潭医院转诊。

张定宇再三叮嘱务必出动专用负压救护车，所有人都实施最高级别的三级防护，严格按转诊流程操作。传染病医院的员工有着很强的职业警惕性，对他们而言，这种级别的防护就是一种日常标准。

隔天查房时，张定宇得知这批患者的咽拭子检测结果显示，所有已知病原微生物均为阴性，这就意味着病原体无法确定。他当下果断决定：统统做肺泡灌洗！如此采集到了7个宝贵的样本。张定宇事后回忆说："我觉得给患者做肺泡灌洗是早期我们做得最对的一件事。虽然这只是一个很常规的动作，但是如果没做这个动作，我就'漏球'了。"

很快，引发这次不明原因肺炎的病原体被确认。由此，终将被记录在人类历史上的第七种冠状病毒以一个惊叹号的方式登场了。

金银潭医院，武汉市突发公共卫生事件医疗救治定点医院，同时也是一所可能连大多数武汉人都会感到有些陌生的医院。这座九省通衢、人口数过千万的城市，近些年来未受到过重大疫情的打击。非典时期建成的武汉武钢二院传染病大楼已经换作他用，只剩金银潭医院和武汉肺科医院两家传染病医院。然而，疫情就是如此，在你松懈的时候，在你薄弱的地方，突然出手。于是，金银潭医院成了武汉新冠肺炎疫情防控阻击战最先打响的地方，也是离炮火最近的地方。

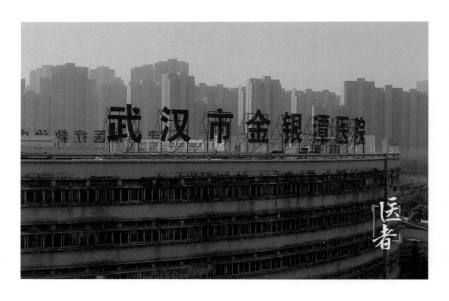

2020 年 1 月 10 日前后，这位老练的院长还有信心能够很快将疫情扑灭，他跟大家说认真地把事情做好，做好了以后就可以安安心心

地过春节。没想到，随后患者的数量竟然呈爆发式增长，张定宇意识到：考验来了，必须要战斗到底了！于是这个脸庞黝黑的武汉男人，跛着脚，奔走在一线并大声疾呼："我们必须应对，我们已经站在了风暴之眼，我们一定要把疫情压下去，保卫武汉！"

鏖战到底：在困局中突围

2020 年 1 月 20 日，新型冠状病毒人传人现象首次被确认，疫情升级。1 月 21 日，国家卫健委将新型冠状病毒感染的肺炎纳入法定传染病乙类管理，采取甲类传染病防治办法，要求武汉每两小时上报一次疫情。此时，武汉市各大医院已人满为患，发热门诊几乎陷入瘫痪状态。

患者开始源源不断地涌入金银潭医院，打击如风暴般迅猛而惨烈。

因正值呼吸道疾病和常见传染病高发期，金银潭医院几乎每个病区都被患者占据，床位吃紧。非常时期，张定宇决定以楼面为单位规整、清退原有患者。

好在金银潭医院作为传染病医院，比普通综合医院对传染病有着先天的直觉，再加上充分的思想动员，清退工作得以顺利开展，每一次前一个楼面还没住满，大家就马上着手准备规整下一个楼面，"往往是刚准备好，一个楼面就'哗'一下满了"。

疫情的阴影加速落下，以往的经验派不上用场，张定宇愈发意识到对手的强大:"早期很恐怖的时候是什么情形!插管一个死掉一个,没一个活着回来。当医生当到这个份上,什么感觉?很沮丧,很恐怖!"

内忧、外患的困局同时上演,张定宇无意中和妻子说起很多患者有气短的表现,妻子插了一句嘴,说她也有点儿气短,不舒服。张定宇坦言当时略有一丝不快,正在说患者的事呢,妻子怎么还跟着掺和?不过也就三五秒的时间,他突然意识到,不会真有什么问题吧?

第二天,妻子的 CT 结果出来了,肺上有两片云雾状的改变,核酸检测为阳性,被确诊为新冠肺炎患者。开车去看望妻子的路上,张定宇难掩泪水,他知道这个病有多凶险,他不知道妻子到时候会不会也滑向这个深渊⋯⋯

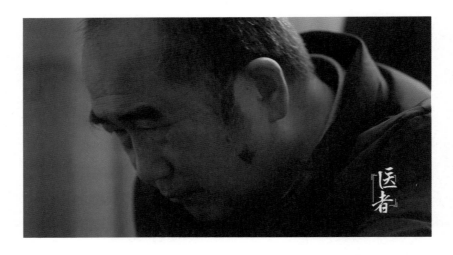

然而,就在张定宇得知妻子染病的同一天,又一个坏消息传来,由于对病毒的恐惧,金银潭医院近一半的卫生员突然辞职。张定宇只得动员金银潭医院所有的行政后勤干部职工将卫生员的工作全部承担下来。

紧接着，院内感染发生了，护士被感染，护士长崩溃大哭，几十个人被隔离，这对本来就人手严重短缺的金银潭医院来说，无异于雪上加霜！也正是在这最焦灼的时候，张定宇的一个重要工作伙伴、金银潭医院副院长黄朝林被查出核酸检测为阳性。之后，黄朝林的病情一路急转直下，高烧、气喘，迅速转向重症，CT 显示双肺出现典型的磨玻璃样阴影，血氧饱和度不到 93%，需要高流量吸氧才能维持。对张定宇来说，和他共同迎战的黄朝林不仅是搭档，更是兄弟，他一边安慰黄朝林"工作这么辛苦，趁这个时间好好休息一下"，一边默默将所有的工作扛到自己肩上。

　　如今回忆起来，张定宇感慨地说："那段时间，整个金银潭医院从上到下都干得很苦。"几乎每两天就得开辟一层新病区，每个人都绷紧了弦。医院从一个病区，到一栋楼，再到三栋楼；护士从两小时交接班一次，延长到四五个小时一次；医生恨不能有三头六臂，所有人的工作量都飙升了数倍，完全没有喘息的时间。那种扑面而来的紧迫感，令人窒息，也让人完全无法设想未来，只能相互鼓励，彼此支撑，熬过一天是一天。

　　2020 年 1 月 24 日是除夕，这是中国人自己的迎新之夜。武汉这座英雄的城市没有了守岁的温暖。此时，金银潭医院已经超负荷运转数天，所有的病床全部收满。

　　好消息是，就在这天晚上，张定宇收到紧急通知，解放军援鄂医疗队和上海医疗队将陆续空降武汉，驰援金银潭医院。这无异于天降神兵！张定宇激动不已，他立刻召集人马，为即将进驻的医疗队能最快投入战斗做足充分准备。

那天晚上，伴随着一深一浅的脚步，张定宇走到台前鞠躬致谢，他对前来驰援的医疗队战友说："你们放弃了新年的合家团圆，不畏牺牲地来到疫情风暴的中心，我们感谢你们，武汉感谢你们，武汉人民会张开双臂给你们热情的拥抱，武汉市金银潭医院也会给你们一个巨大的拥抱，谢谢你们！"

金银潭医院能顶住"风暴"，在不断加码的困局中顽强突围，挺到驰援的最后一刻，为其他医院提供经验，并非偶然，正是张定宇率领全院上下拼尽全力、分秒必争、逆向而行的结果。

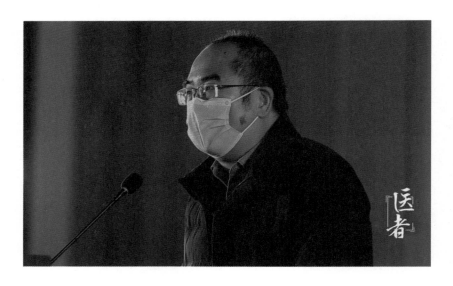

据统计，疫情期间，张定宇带领金银潭医院的"白衣战士"们，共救治了2800余名新冠肺炎患者，为打赢武汉保卫战、湖北保卫战做出了重大贡献。

英雄，不过是挺身而出的凡人

人类与病毒之战从未停止，也不会停止，而冲在最前面的战士，永远是医者。当岁月静好，他们不过是最平凡的人，或许一辈子默默无闻；当疫情来临，他们没想过要做英雄，却不自觉地冲向了第一线——英雄，不过是挺身而出的凡人。

史铁生曾说："生命就是这样一个过程，我们遭遇痛苦、超越局限，从而感受幸福。一切人都是平等的，我们毫不特殊。"面对身体的残缺，他们选择了向生命的极致掘进——既然无法改变生命的长度，那就竭力去延展生命的宽度。

很难想象，这位嗓门大、性子急、风风火火、雷厉风行的铁人院长，当年选择学医，竟然只是源于"照顾长期生病的母亲"这么一个朴素的愿望。

张定宇母亲的身体一直不好，患有支气管扩张症，动脉出血时会咯血。他看到这样的情形，便暗下决心要想办法减轻妈妈的痛苦。就这么一个简单的想法，支撑着张定宇走上从医之路，并且几十年来初心不改。

更鲜为人知的是，张定宇有一个哥哥，兄弟俩感情非常好。他说哥哥长得很帅，像央视的主持人罗京。但在 24 岁那年，哥哥因罹患一种叫作流行性出血热的传染病去世了。当时张定宇还在念大学，哥哥的去世让他倍受打击，母亲到现在，都无法提及此事。于是，张定宇这辈子，跟传染病较上了劲，纵使哥哥的生命已无法挽回，他也希望能在传染病领域帮助更多的人。

张定宇内心最柔软的地方，还装着携手 28 载的妻子。这个铁骨铮铮的硬汉，在得知妻子染病之时深深意识到，自己的余生不能少了她的存在。

媒体曾挖掘出张定宇写给妻子的 120 封情书，这些情书多写于他参加援外医疗队的两年时间里，其中 1998 年 2 月 14 日的这封情书是这样写的：

程琳，我亲爱的人，你好吗？

昨天晚上睡觉的时候听法语磁带，不知怎么脑海中突然出现你和我在汉口火车站分离的情景。

你站在站台上，孤零零地流眼泪。

我的爱人，我的心都碎了。

我怎么这么无能啊，怎么离开这么美丽的妻子，来到这遥远的地方。

我真的有些不适应，太想你了，太想家了。

要是有你在一起，或许会好很多，很多。

我的爱人，我爱你。

结语

张定宇曾经说过："我这样奋力地工作，是因为我热爱生活。"正是这份热爱，让他在面对肆虐的病毒时，拥有无比的勇气和力量。

他也曾说："武汉是一座很美丽的城市，我特别喜欢它，我会倾注自己的感情。"

星光璀璨，江河纵横，如今的武汉早已恢复往日的繁华与热闹。这座曾被全国人民惦念的城市，不会忘了一个叫张定宇的人。

『医者』

是鏖战，也是筛出将军的过程

刘清泉

医者 ｜ 刘清泉

主任医师，教授，博士研究生导师

首都医科大学附属北京中医医院党委副书记、院长

北京市中医研究所、北京市中药研究所所长

原北京市卫计委"215"学科带头人

国家中医药管理局急诊重点专科协作组主任委员

中华中医药学会急诊专业委员会主任委员

北京市中西医结合学会会长

曾荣获"全国优秀共产党员""全国抗击新冠肺炎疫情先进个人""中国医师奖""全国卫生健康系统新冠肺炎疫情防控工作先进个人""应急先锋北京榜样""北京市有突出贡献的科学、技术、管理人才""'百千万'人才工程（岐黄工程）岐黄学者""中华中医药学会科技之星""中华中医药学会科学技术奖""首度中医药防治甲型H1N1流感科技攻关贡献奖""北京市十大健康卫士""第二届全国百名杰出青年中医""北京市医德楷模""首届群众喜爱的中青年名中医""北京市卫生系统先进工作者""北京市五四青年奖章""北京市抗非典优秀共产党员"等荣誉

擅长中西医结合防治突发传染病、脓毒症、耐药菌感染、MODS（多器官功能障碍综合征）、心肺脑复苏等急危重症的诊治，建立了较为完整的中医药防治感染体系

是鏖战，也是筛出将军的过程

导语

2003 年 3 月，SARS 病毒肆虐，时任北京中医药大学东直门医院急诊科主任的刘清泉在救治患者过程中不幸感染。痊愈后的他主动请缨，以志愿医生的身份调往北京佑安医院再次直面 SARS 病毒。

2020 年初，新冠疫情爆发，武汉陡然进入战时状态。就在所有人都渴望逃离之时，两鬓斑白的刘清泉只身抵达武汉，写下了一个"中医独立接管方舱医院"的故事。

这位 17 年内两次冲上去的医者最大心愿就是建立中医的传染病专科，让中医真正参与到传染病的救治工作中。

不宣而战

18 年前的非典，时任北京东直门医院急诊科主任的刘清泉遭遇了一位超级传播者，11 位参与救治的医护人员全部感染，刘清泉是最后一个倒下的。30 多天后，他的同事段力军去世，成为北京第一位因抢救非典患者而牺牲的医务人员，年仅 34 岁。

18 年后，刘清泉已是北京中医医院院长。

每周二是刘清泉的门诊时间，在号贩子的眼中，他的门诊可谓"一号难卖"。因为对于要加号的患者，刘清泉几乎从不拒绝。最多的一次他一天看了 170 个患者，直到晚上 11 点才结束门诊。

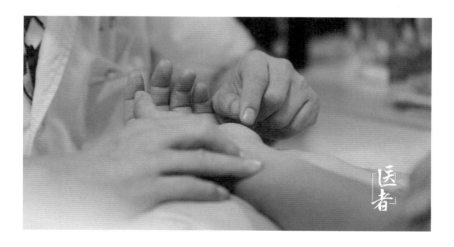

多年以来，刘清泉一直希望在北京中医医院建立一个传染病专科，让中医真正参与到传染病救治的工作中，而这个想法正是源于 2003 年的非典。

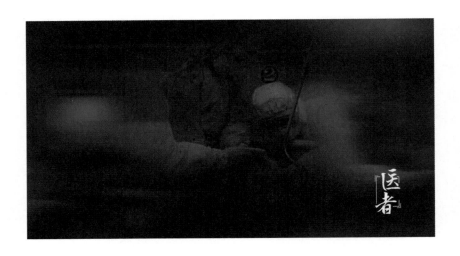

2003年3月初，北京正在制定奥运行动规划，为"办一届最出色的奥运会"铆足劲头，然而此时一种危险的病毒SARS跨越2100千米的距离，悄无声息地来到了这里。

亲历非典的一些医护人员回忆起当时的情形说："忽然有这样一种传染病，能够以横扫一切的气势影响我们整个的社会生活，这是我们始料不及的……""整个场景就是在玩命地努力，拿三条命、四条命，甚至拿一组人的命，去换另一条人命……"

2003年4月2日，国务院宣布"五一"长假取消；4月22日，北京市教委宣布，北京市中小学从当日起放假两周，一年一度的中考推迟；4月23日，世界卫生组织发布了对北京的旅行警告，一些外国人纷纷开始踏上离京航班，北京成了风暴之眼。

"没想到病毒这么快来到北京，让我们打了一个遭遇战。老百姓很恐惧，医生也很恐惧，因为从没有遇到过这种病毒，可以想象被恐惧笼罩的社会是什么样子。"

2003年3月17日上午，刘清泉在急诊值班。11点多，一名70多岁的肺炎患者出现了，发热，心衰，呼吸窘迫。进行常规治疗后，老人病情急转直下，下午体温开始增高，并出现呼吸衰竭。刘清泉想到当时正在广东肆虐的非典，询问后得知，老人曾经去过香港。在经历了72个小时的紧急抢救后，老人最终不幸离世。随后一周内，刘清泉和东直门医院参与救治的11名医护人员全部感染。

十几年过去了，聊起当年的这段经历，刘清泉仍难以开口。

"患者来到北京时，我们不知道他的病因是什么。非典，就是不典型性肺炎，不明原因肺炎。当时这一派说是病毒，那一派说是支原体、衣原体，非常混乱。而且那会儿没有防护服，只有一个隔离服，加双层棉的24层口罩。一直到后来，这位患者去世以后，才确诊他是被SARS病毒感染的，在这之前大家都是蒙着治。"

刘清泉是幸运的，经过短时间治疗后，他的病情大幅好转，但让他终难面对的是患者的接连去世和两位同事的染病殉职。从这时开始，他就义无反顾地踏上了追疫之路。

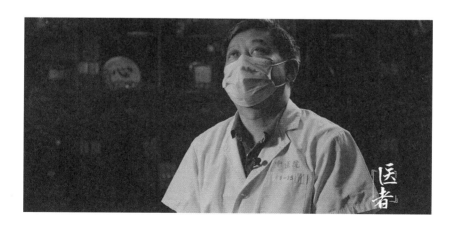

以战养战

面对传染病，中医能做什么？

刘清泉说："中医对于传染病的认识积累了几千年的经验。在战国时期的文献《黄帝内经》里就提出了疫病的概念。疫病是什么？人传染人谓之'疫'。曾几何时，中医在应对传染病上的力量相对弱了很多，没有中医的传染病医院，中医治疗传染病的过程，完全是一种自由的可有可无的状态，已然没有阵地了。没有自己的阵地，怎么打仗呢？所以要形成中医的传染病救治体系，是非常难的一件事情。

"2009年时出现了全球大流感，中国第一例猪流感患者是一个从美国回来的留学生。那时我们还不知道这种病，采取中医治瘟病的方法，很快就使他的体温恢复了正常，这同时也坚定了中医治这种病的信心。随后我们做了一个400多人的中药汤剂治疗流感的随机多中

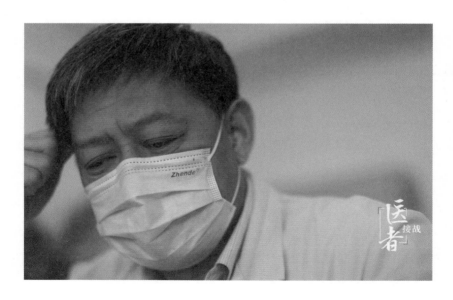

心对照研究，这个研究是中医在应对传染病方面，让整个学界认可的一个里程碑。

"2015年广州登革热爆发，对于重症患者，中医治疗和中西医结合治疗就显得很重要，最终在那一场战斗中也取得了胜利，为我们后来制定《中国登革热临床指南》奠定了基础。"

刘清泉认为，病毒一定会成为人类所面临的棘手问题。2009年的猪流感，2013年的禽流感，2015年的登革热……刘清泉追疫的脚步不曾停歇。2020年爆发的新冠肺炎，人们再次见到了刘清泉忙碌的身影。

2020年初，武汉变成了一座呼吸道传染病肆虐的城市。刘清泉第一时间决定去会会这种病毒。他一下飞机便直奔金银潭医院，一共探查了六七十个患者以"摸清敌情"。

"在里面待了5个小时。我要了解这些患者的临床特征是什么。对于中医来讲，注重观察：第一是什么时候得的病，起始症状是什么，是以发热为主、咳嗽为主，还是以憋气为主。第二是舌苔的变化，尤其这种传染病、疫病，舌苔不管是薄的还是厚的，必定是腻的。所以我们把很多患者的舌苔全都拍下来了。"

刘清泉的这次紧急驰援，带着一项重要的任务。面对这种猛烈而陌生的病毒，尚无任何有效药物能对其进行打击，刘清泉想试着总结病症，探索治疗方案。

当晚，刘清泉与其他中医专家进行讨论，大家的认识基本一致：患者以湿为主，湿毒侵犯到脾和肺，初期是因困脾郁肺而导致的一系列症状，进一步发展会出现湿毒化热等一系列病变。因此针对这次新冠肺炎，基本的治疗方法主要围绕三个核心，化湿、解毒、清热。有了核心思路，刘清泉即刻返回酒店，将整个方案上传至国家中医药管理局。凌晨两点，中医治疗新冠肺炎第一版方案就此形成，前后仅用了不到 12 个小时。

第二天，这版中医治疗方案被纳入《新冠肺炎诊疗方案（试行第三版）》，明确了此次新冠肺炎属于中医的疫病范畴，病位在肺，基本的病机特点是湿、热、毒、淤，根据患者的表现，推荐了麻杏石甘汤、宣白承气汤等。

之后来自全国的 4900 名中医药医护人员陆续抵鄂，武汉 55 家定点医院全部配备了中医药专家进行巡诊。

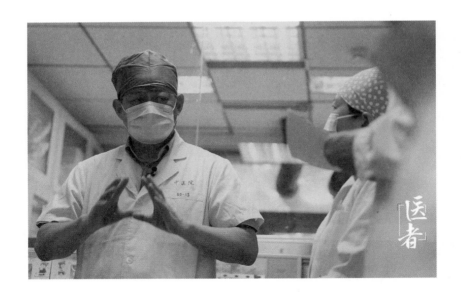

2020 年 2 月 2 日，武汉对确诊患者集中诊治，对疑似患者、发热患者、密切接触者进行集中隔离观察，在隔离区中，患者开始服用中药。

刘清泉说："中医从来不是'慢郎中'，本身就是治急症的。《伤寒杂病论》一书中讲的'伤寒'来自'走马看伤寒'，'走马'说的就是急。《肘后备急方》，说的是把书放在肘后，备急而用。"而在这次新冠肺炎的治疗中，中医的另一个核心作用，是阻断。

"中医的核心作用就是把这种病由轻转重的通道阻断，重症患者减少以后，死亡的人数就下降了。假如在 1 万个患者中，有 5% 的患者由轻转重，一共转了多少患者？500。这 500 个患者就是一家普通的患者医院需要收的患者。如果通过中医治疗，轻症患者病情都没转重，那是不是就可以减少一家定点医院？"

主动接战

进入 2020 年 2 月，武汉已到了生死一战的关键时刻，因无法及时得到收治，大量患者由轻型转为危重型。武汉启动了方舱计划，即将各体育馆、学校腾空，充当临时医院的角色。在中国工程院院士张伯礼的指导下，刘清泉主动申请接管一个方舱医院。

于是，江夏方舱医院成了我国第一个以中医为主导的传染病医院，也是医学界第一次用中医的理论方法，完全依靠中医的专业人员来运行的传染病医院。17年后重上战场的刘清泉，任江夏方舱医院院长，而这也成为刘清泉此生最为特殊的一个职务。

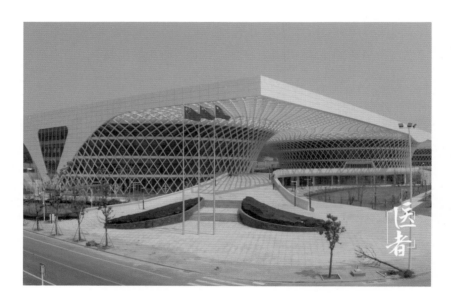

　　江夏方舱医院分A、B两馆，A馆率先完成"三区两通道"划分，上下两层，提供约400张病床用于收治患者。为了让来自全国各地的医疗团队能够有效配合，与数量众多的患者达到点对点的治疗照护，刘清泉将江夏方舱医院分成了五个区域，分别由五支医疗队独立接管，被称作天一区、豫二区、陕三区、湘五区、苏六区，至于中国人避讳的"四"，在初期规划时就被拿掉了。同时，将男女患者分到不同区域，老年人单独收治，方便更好地照护。如果出现轻症转向重症的患者，刘清泉也早有准备，他与中医定点医院——江夏区中医医院进行了对接，一旦出现问题可在第一时间将患者迅速转入江夏区中医医院，保证救治效率。

因为很多进入方舱医院的患者都会伴随焦虑，于是就有了除服用汤药之外的个体化的配方颗粒，再配合耳穴埋豆、经络拍打等中医独有的治疗方式。刘清泉讲了一句很朴实的话："进了方舱，就是 24 小时睡觉、吃饭、吃药、锻炼、康复。"至于中医药是如何起到治疗作用的，刘清泉则这样解释："中医没有能力直接杀死病毒，但是可以制造一个对病毒不利的环境。病毒喜欢潮湿的环境，那我们就通过中医药把人体环境调成干燥状态。反之亦然，这样病毒自然待不住。这是中国智慧，不战而屈人之兵，围魏救赵。"

2020 年 2 月中旬，武汉抗疫进入胶着状态，死亡率不断攀升，危重型患者的救治成为攻坚中的重中之重。刘清泉和其他同事一起组成了中西医协同救治专家组，三人一队，对定点医院的重型和危重型患者进行救治，而最让刘清泉放不下的患者就是武汉中心医院泌尿科的胡卫锋医生。

此前，胡卫锋医生曾辗转多家医院进行治疗，中心医院、汉口医院、武汉市肺科医院、武汉同济医院中法新区……这位顽强的医生经历了气管切开、ECMO 救治，甚至一度要进行肺移植，因感染问题更换 ECMO 导管，又导致出现了血管破裂，进而大出血的情况。刘清泉再忙也要挤出时间，每周去探望 2~3 次。

"我有个心结，不能让这些医务人员再走了。我们必须用最好的办法，用中西医结合的办法，把他救回来。这是我们最大的一个心愿。"

胡卫锋原本已经成功撤机，逐步向好，但没想到，后续病情又突然恶化，出现脑出血症状。刘清泉离开武汉前去看望他时，胡卫锋处于严重的 DIC（弥散性血管内凝血），出血很严重。

"我去看望他时问他需要什么，想干什么。记得那会儿他正和爱人发脾气，因为他写的东西爱人没看清楚。后来我就看他在写什么，原来写的是他想吃的东西。第一个是糖醋排骨，第二个是蒜苗炒腊肉，第三个我忘了。"

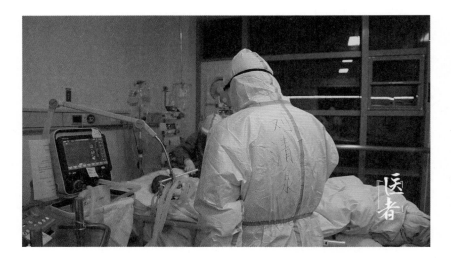

2020 年 3 月 10 日，江夏方舱医院正式休舱，而刘清泉的这张答卷也最终完成。上面标记的成绩是，复阳率 0，轻症转为重症 0，医务人员感染 0。作为这家第一次由中医力量接管的传染病医院院长，谈及与病毒的再次交手，曾穿越生死线的刘清泉说："骄傲、自豪不会太大，更多的是一种遗憾，还有一部分患者没救过来。"

结语

清醒时，胡卫锋曾对周围人表达："我好像大海中的一叶小舟，随时可能被淹没。"最终，这叶小舟孤勇奋战了4个多月后，在幸与不幸、沉与浮、光明与黑暗之间停止了摆动，沉没于汹涌的大海。

从2003年的非典，到17年后的新冠，再次上阵81天的刘清泉也回到了北京，继续回答属于他的人生考题。

2020年8月19日中国医师节，刘清泉获得第十二届"中国医师奖"。他说："总书记讲武汉胜则湖北胜，湖北胜则中国胜。战争，是大浪淘沙般筛出英雄和将军的过程。"

2020年4月26日，武汉清零。数千年来人类就这样一次次在病毒来袭的至暗时刻，凭借智慧、勇气、奉献重获光明。

请记住，这位17年内两次冲上去的医者，叫刘清泉。

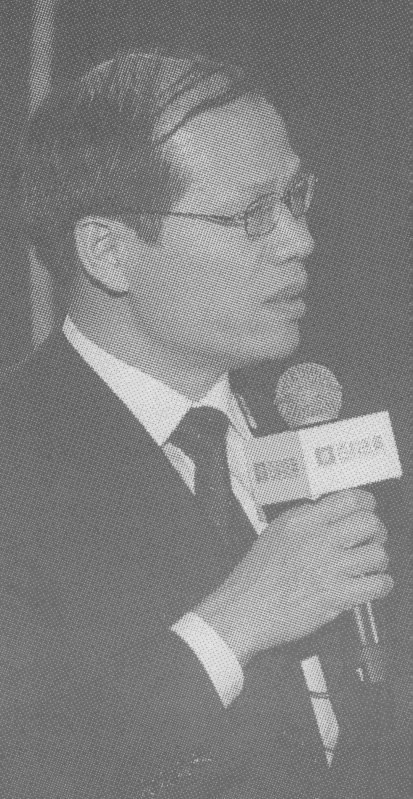

医者

直面烈性传染病是责任，平安归来是能力

蒋荣猛

北京地坛医院副院长

感染病专业主任医师

国家传染病咨询专家委员会成员

国家医院感染质控中心专家委员会成员

国家感染性疾病质量控制中心办公室主任

国家卫健委新冠肺炎疫情应对处置工作专家组成员

先后参与的北京 SARS 临床救治研究、甲型 H1N1 流感临床和应用基础研究分别荣获北京市科技进步一等奖，曾荣获"北京防治 SARS 先进个人""首都防治非典型肺炎工作先进个人""优秀援和专业技术干部""国家防治埃博拉先进个人""首都十大健康卫士""全国抗击新冠肺炎疫情先进个人""全国优秀共产党员"等称号

擅长感染性疾病相关疑难杂症的诊断与鉴别诊断，在发热待查、皮疹待查、黄疸待查、中枢神经系统感染等方面有着丰富的诊治经验

直面烈性传染病是责任，平安归来是能力

导语

漫漫历史长河，深邃迷离，属于大自然另一种创造的特殊微生物，反复对人类掀起腥风血雨。

几千年来瘟疫与人类相生相伴，它像一只看不见的巨大黑手，为人类历史推波助澜，所到之处哀鸿遍野。

人类与特殊微生物的战争从未停止，也不会停止。2003 年的"非典"疫情更是预示着一个新时期——全球流行病的到来。助力病毒全球流行的，正是人类高速发展的科技，以高铁、飞机为代表的交通工具，可以在十几小时之内，将病毒送达地球上的各个角落。也就是从这一刻起，以蒋荣猛为代表的传染病学专家，开始从被动治疗转为主动防御，开启了漫长而凶险的追疫之路。

缘起：2003 年 1 月　中国　广州　SARS

2003 年 1 月 31 日除夕之夜，广州中山三院收治了一位不明原因肺炎患者，经过 6 个小时的抢救，患者脱离了危险。可他却传染了 50 多名医护人员和 20 多名亲朋好友，并迅速将病毒传播至中国各地，包括北京。

2003 年 3 月 2 日，一名徐姓患者被送到北京 301 医院，主治医师用尽办法还是无法阻止其病情恶化，随后患者被转送至 302 传染病医院，接下来惨剧便发生了，数名医生、护士相继感染。

2003 年 3 月 15 日，北京大学人民医院急诊科收治了一名"超级传播者"，由于最初并不清楚非典病情，结果造成该院大量医护人员感染。

非典就这样悄无声息地进入了北京，并且迅速形成席卷态势。面对呼啸而至的病毒，蒋荣猛决定正面会会这名"不速之客"。

2003 年 3 月 26 日，北京地坛医院开始全面接收非典患者，蒋荣猛成了第一批进入非典病房参与救治的医生。因在非典一线工作出色，蒋荣猛又于 2003 年 5 月被抽调到北京市非典医疗救治指挥中心，成为甄别专家组最年轻的成员，和其他专家一起先后对 60 多家医院 1600 余名非典疑似患者进行甄别。

如今回忆起来，他说："当时有一个护士发烧了，给了我们很大的打击，感觉危险就在身边。接班的人都很沉默，后来我们的眼泪止不住了，大家都哭了，无声地哭。"

大量的医护人员感染，甚至死亡，让整个中国的医疗界措手不及，也让蒋荣猛悲痛不已。之后包括小汤山医院在内的北京多家定点医院，也开始将防止院内感染列为重中之重，让医护人员平安归来成为与救治患者并行的另一准则。但即便如此，2003年的那场非典依旧让124名战斗在第一线的医护人员永远离开了这个世界。

神秘的非典改变了整个中国公共卫生领域的命运，之后一系列旨在"提升应对突发公共卫生事件能力"的相关政策措施密集出台。

北京地坛医院与北京佑安医院停止合并，北京地坛医院的发展目标定位为"以传染病为特色的三级甲等综合医院"。

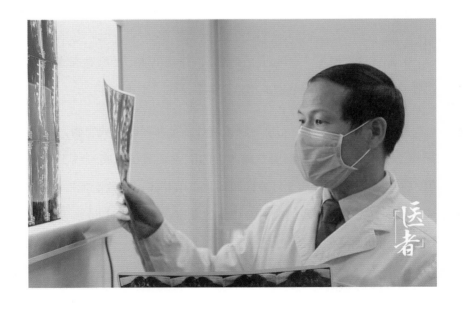

2005 年 7 月 26 日，中国第一家获得国家认可的生物安全三级动物实验室在武汉大学成立，主攻方向为处理高致病性呼吸道传染病病原。

……

非典无疑也改变了蒋荣猛的命运。他说："在非典以前，我接触的都是单个的患者，非典让我有机会接触到更多的患者。SARS 之所以给我们很绝望的感觉，是因为看不到尽头，患者源源不断，收都收不过来。"

从此，蒋荣猛开始走出北京，甚至走出中国，开始逼近庞大而未知的病毒家族。

征途：2014 年 11 月　西非　塞拉利昂　埃博拉

2014 年 8 月 8 日，世界卫生组织发布声明，宣布西非埃博拉出血热疫情为国际关注的突发公共卫生事件，建议疫情发生国宣布进入紧急状态，严格落实防控措施。声明发布的第二天，中国政府决定派出 3 支专家组分赴西非三国，对当地防控埃博拉疫情进行技术援助。

时间退回到1976年8月，在非洲扎伊尔北部一个名叫扬布库的偏远小镇，一名老师开始发热。一个星期后他的病情加重，出现了无法控制的呕吐、严重腹泻以及头痛欲裂等症状，更可怕的是他的鼻腔、牙龈甚至眼球都开始大量出血。9月8日，这名老师确认死亡，但随后，相似的疾病开始肆虐，蔓延到周边50多个村子以及首都金沙萨。1976年11月，这种新型的、高致命性的病毒被命名为"埃博拉病毒"。

埃博拉病毒属于丝状病毒科，传染源为被病毒感染的猴子、猩猩等灵长类动物，发生人际传播后，被感染的患者成为主要传染源，一女孩家中曾有8位亲戚感染埃博拉，最后有5位去世……其厉害程度，由此可见一斑。

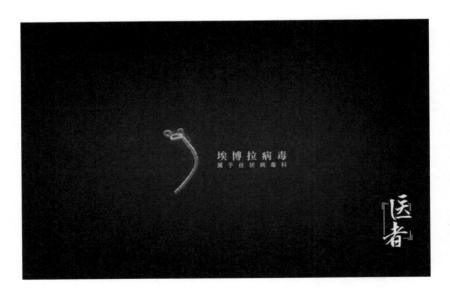

《血疫——埃博拉的故事》一书中曾这样描述这种危险病毒对人造成的致命打击："他俯下身，头部搁在膝盖上，随着一声痉挛般的呻吟，胃里涌出巨量血液泼洒在地上。这时响起了床单撕裂的声音，

那是大肠完全打开、血液向外喷射带来的回响。血液里混着肠壁组织，他排泄出自己的内脏，肠壁组织脱落，随大量鲜血一同排出体外。"这是被感染患者在末期出现的出血热症状。因此，埃博拉病毒的生物安全等级被评为 4 级，比 3 级的 HIV 病毒和 SARS 病毒还要高。

2014 年 2 月，西非爆发大规模埃博拉病毒疫情，11 月，蒋荣猛作为第一批中国公共卫生应急队队员，抵达埃博拉肆虐的塞拉利昂。

塞拉利昂共和国位于西非大西洋岸，国土面积为 7 万多平方千米，人民流离失所，很多人都住在简单搭建的铁皮房子和茅草屋中；人均寿命只有 48 岁，5 岁以下的儿童有 20% 活不到 5 岁；全国 750 万人口，却仅有一台呼吸机；首都没有一个公共厕所，没有污水处理系统、垃圾处理系统、城市供水系统，因此常年被多重传染病侵袭。2014 年，塞拉利昂成为埃博拉病毒肆虐的重灾国之一，彼时，当地的工人、医护人员因为惧怕埃博拉病毒而纷纷辞职，甚至把患者尸体当街丢弃；孕妇因为埃博拉疫情无法去正规医院，即使她需要马上进行剖宫术……

蒋荣猛此次的任务是给当地居民做"如何预防埃博拉病毒"的培训，但这谈何容易。

"埃博拉病毒主要通过接触传播，很多人是在葬礼上接触感染的。患者去世以后，亲朋好友都得去参加葬礼，去清洗、拥抱、亲吻患者遗体。他们认为如果不做这件事，死者的灵魂是不能上天堂的，这样就导致了大面积传染。"

所以蒋荣猛提出了"安全葬礼"的要求：首先一旦有死亡的患者，就要打电话给专门的组织让他们处理遗体；其次不能让亲朋好友参加葬礼。这就对当地居民的传统观念和习俗带来了巨大的挑战。

死亡对当地居民来说是很平静甚至是司空见惯的事，在放弃传统葬礼与被感染埃博拉病毒之间，很多人选择了后者。

"当时西非发生了一些惨剧，志愿者、医护人员等下到农村去做工作的时候，被村民打死的都有。所以我们紧接着就是做健康教育，让他们知道传统葬礼习俗有危险。然后做了一套全英文的培训教材，先去培训当地的酋长，还有他们的议员，然后让他们再去下面培训更多的人。"

这一趟塞拉利昂之行，中国医疗队置身险境，面对烈性传染病的凶险和当地人为保护葬礼习俗可能实施的暴行，依然尽全力完成

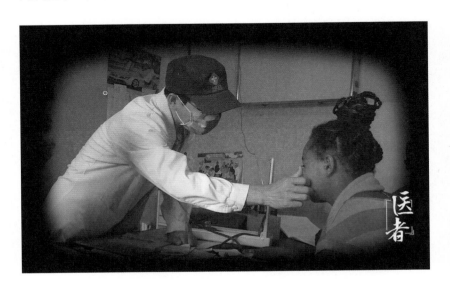

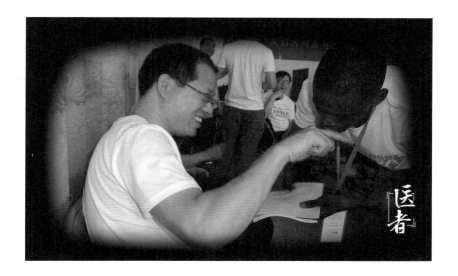

了传播防治的培训任务。这是中华人民共和国成立以来卫生领域最大的一次援外行动，也是中国医疗队首次走出国门，抗击疫情，并且是医疗、检测、健康教育等领域的全方位介入。这趟塞拉利昂之行也成为蒋荣猛认识病毒并积累防治传染病经验的重要一程。

大考：2020 年 2 月　中国　武汉　新冠

2020 年初，武汉爆发新冠疫情，多家医院仓促上马，院内感染相继发生，大批医护力量倒在一线。国家卫健委派出院感专家奔赴武汉，深入 7 家定点医院，即刻进行三区两通道的改造。蒋荣猛再次出征，驰援武汉。此番，他将独自一人对源源不断进入武汉的医疗队伍进行车轮战式培训。

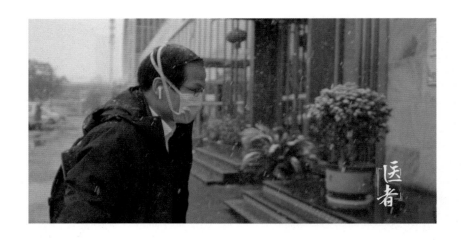

刚到武汉不久,很多年都没哭过的蒋荣猛就几次流下热泪。"特别难受!体会最深的就是:住在宾馆的时候风平浪静,早上起来听着院子里的鸟叫声,那感觉好极了!但到了医院就是惊涛骇浪。有一个患者,他的孩子2岁,住在儿童医院,他爸爸得这个病去世了,他妈妈也住院了。他都不知道他妈妈住在哪个医院,实在顾不上,因为他要去儿童医院陪孩子……所以说这是我毕业至今,见过的最严重的一次疫情。"

在武汉,蒋荣猛通常独自一人行动,他平均每天要周转5个地方,奔波近200千米的路程去完成培训。在培训了3600名进入病区的医务工作者之后,突如其来的状况令他的工作量再次陡然增加。

方舱医院的紧急使用,再次迎来了数以千计的医护人员,他们来自全国13个省市。由于这是第一次在中国大规模使用方舱医院,到底会遇到什么样的问题,无人知晓。蒋荣猛只能挤压时间,以最快的速度站到他们面前。他非常清楚如果救治患者时需要暴露自己,大概率下，医生们会毫不犹豫地选择救治。这种下意识对患者生命的珍惜，这种以我之痛为代价的交换，却正是中国医疗界再也难以承受的伤痛。培训工作刻不容缓。

蒋荣猛不厌其烦地一个一个教，一遍一遍叮嘱："这至少是近40年来我们遇到的最大的疫情，跟流感之类完全没有可比性。对于这种病毒我们大家都还没有免疫力，我们都是易感人群，包括我在内。我理解的传播途径只有一种：接触。"

培训的时候，蒋荣猛特别强调心理素质："越是在危机时刻越要冷静，这样才不会乱。如果慌了、乱了，就会导致很多事情出错，比如穿脱防护服都可能不符合规范。"

同时，蒋荣猛也经常说："你看我在这儿都这么久了，不还是挺好的吗？"他觉得这个时候给医护人员信心也很重要。

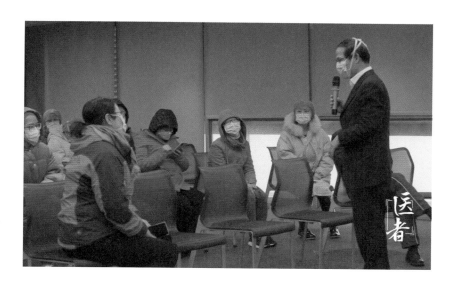

2019 年大年三十当天，与很多的逆行者一样，蒋荣猛只给家里发去了一个简单的信息，"这个特殊时期，在武汉过年，不能陪伴你们非常遗憾，但意义非凡。我也想继续留在武汉，尽自己的最大努力遏制疫情蔓延"。留下的这些天里，蒋荣猛给数千名医护人员带去了专业的指导。

2020 年 4 月 8 日，武汉解封。蒋荣猛继续留守武汉，进行重症患者巡视、院感检查、防止反弹督导等工作。直到 6 月 15 日，蒋荣猛才结束武汉抗疫任务回到北京，从出发到归来整整 159 天。

2020 年 6 月 11 日，已连续 47 天无本地确诊病例的北京，再次拉响新冠肺炎疫情的警报。蒋荣猛回京后，即刻接管北京地坛医院应急 7 病区，救治新发地相关新冠肺炎患者。他说，即便疫情突然反扑，但经历了大考的中国，也不再惊慌。

2020 年 7 月 18 日，蒋荣猛再次踏上追疫之路，远赴新疆救治新冠肺炎患者。

……

2020 年 9 月 8 日上午，全国抗击新冠肺炎疫情表彰大会在北京人民大会堂隆重举行。蒋荣猛被授予"全国优秀共产党员""全国抗击新冠肺炎疫情先进个人"等荣誉称号。

结语

　　18 年来，蒋荣猛不断奔赴病毒的源头之地查看患者，获取尽可能齐全的第一手信息，同时在当地进行培训和科普。他不承认自己是一名"追疫人"，仅将自己的作用形容成"探头"，主要任务是发现问题，解决问题。但事实是蒋荣猛以常人难以想象的毅力先后奔赴200 多个传染病的发生地，近身接触了许许多多烈性传染病患者。他说："奔赴疫区，直面烈性传染病，是传染病医生的责任，而能够平安归来是一种能力！"

　　如今，年近半百的蒋荣猛依然奋战在"追疫"一线。他以汗水浇灌承诺，以白衣为铠甲，时刻准备着再一次逆行出征！

慈而守

由慈爱之心，

而选择坚守，

是为医者

第二章

在生与死的边缘，守卫尊严；

在人与魔的战场，守卫勇敢。

在呼与吸之间，守卫平安；

在病与痛之前，守卫慧眼。

坚守，一辈子太短，

需要几代人薪火相传。

医者的人生，只有一种执念，

把自己置身于危崖险岸，

为别人扬起生命的风帆。

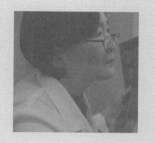

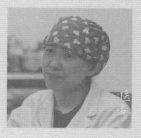

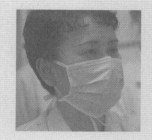

02

『医者』

对不起，我总是带来坏消息

沈琳

医者 ｜ 沈琳

主任医师，教授，博士研究生导师

北京大学肿瘤医院副院长、消化肿瘤内科主任、I 期临床病区主任

北京市肿瘤防治研究所副所长

中国抗癌协会胃癌专业委员会副主任委员兼秘书长

中国老年学学会老年肿瘤专业委员会执行委员会常务委员兼副秘书长

中国女医师协会临床肿瘤学专家委员会副主任委员

中国抗癌协会大肠癌专业委员会常务委员

中国抗癌协会化疗专业委员会委员

中国临床肿瘤学会血管靶向治疗专家委员会副主任委员

中国临床肿瘤学会胃肠间质瘤专家委员会（临床研究协作组）组长

中国胃肠道肿瘤临床试验协作组执行主席

中央保健委员会中央保健会诊专家

擅长消化系统肿瘤的诊断与治疗，特别是胃肠道肿瘤的综合治疗与个体化治疗，是我国胃肠道肿瘤多学科综合治疗 (MDT) 的发起人、倡导者和推广者

对不起，我总是带来坏消息

导语

2017 年，一具 2000 多年前的木乃伊接受了一次全面体检，扫描结果出乎所有人的意料。媒体报道称，这具木乃伊由一家博物馆送到纽约的锡拉丘兹克劳斯医院，经 CT 扫描检查发现其腓骨上有一个肿瘤，且具有恶性肿瘤特征。

这一发现或可证明，"众病之王"——癌症已经困扰人类 2000 多年。

在医学领域，肿瘤科的医生像一位"将军"，而与之交手的"敌人"则是令人闻之色变，异常狡猾、来去无踪的"癌细胞"……肿瘤科医生要做的，除了拉着患者"上场拼杀"，还要不断给予这些深陷困苦之人直面"敌人"的勇气和底气。毕竟医学作为一个整体，不只是一门科学和技术，还包含着人文精神，尤其是与人沟通的艺术。

这其中有一位霸气十足、勇冠三军的女将，她就是北京大学肿瘤医院副院长、消化肿瘤内科主任，北京市肿瘤防治研究所副所长沈琳。

勇敢面对，是治疗的第一步

毋庸置疑，医学一直在发展，技术始终在进步，但癌症似乎无比强大。对于癌症，每一个人迟早都有一次或者多次近距离接触，人类能否终将战胜癌症我们无从知晓。至少在 21 世纪的第 21 个年头，人类还在与癌症，也就是恶性肿瘤继续抗争。

在北京大学肿瘤医院的门诊大厅内，很多人都在等医生解开这道"无解之题"。肿瘤医生的职责是从死神手里抢人，而在解答癌症这道难题的过程当中，拉锯战、心理战、游击战、大兵团作战都是常态。战争和战役交替出现，战术和战略都是为了最终的胜利。

沈琳给人的第一印象，就是走到哪儿身边都站满了人。她出生于江苏徐州，生活中，她有着江南女子的温婉精致；工作中，她是北京大学肿瘤医院副院长，引领着中国消化肿瘤内科的学术发展，在业界有着很重要的地位。

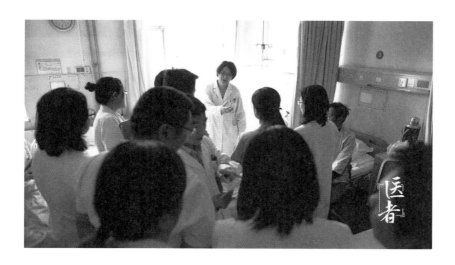

癌症的治疗是一个漫长的过程，医生每时每刻都在救治与维持患者基本生命之间不断权衡、甚至妥协。

一天，一位 50 岁左右的男患者用商量的语气问沈琳："我们想的是我的儿子在北大读书，我如果能在你们医院就诊的话，他照顾我也方便。"

沈琳委婉地回答了他，并请他先出去，她想和患者正在上大学的儿子单独谈话。

沈琳冷静而清楚地对患者儿子说："你父亲不能再离开家了，再待在这儿的话，可能就回不去了，所以这次回去以后一定不要离开家太远。治疗量力而行，时间很短，该交代什么就得赶紧交代。现在赶快回去吧，肝脏已经长满了癌细胞。回去以后只能维持维持，可能稍微有点改善就能多活几天，但是治好是不可能了，而且连三个月的生存期都不知道有没有，今天都不敢说明天的事。你能理解吗？你是学医的，应该更了解肿瘤是怎么回事吧。你稍微冷静一点，逃避是不行的，现在家里面就你是顶梁柱呢，你得去做决定，回家好好跟妈妈商量，好吗？……"

听到这番话，患者儿子的眼神，就像解体的碎片，沈琳分明看在眼里，但她必须直言相告："没有人能够面对这种恐惧，那是一种黑洞、无底洞，甚至比十八层地狱还要吓人，但是你又必须如实地告知对方，否则就是你的失职。这里面涉及人文的概念，不是我们医生能改变的。对于患者，我们可能有时候还说一点善意的谎言，让他还有一丝希望，可家属是百分之百要知情的。所以还得说有时候家属比患者本人还要痛苦。"

这位学医的儿子无法接受父亲已是癌症晚期并且无计可施的事实，当场情绪崩溃，直接扑到了身边的工作人员身上。一旁的沈琳一边安慰这位未来的同行，一边提醒他不要被门外的父亲看到，而工作人员完全不知道这个时刻该做些什么，又能做些什么。

生死离别的故事，就此发生。

生活质量比单纯的生命长短更重要

从全国各地慕名而来的患者，最后的希望就是沈琳，只不过几家欢喜几家愁，有人留下一线生机，有人却连最后的希望也破灭了。

这个世界上没有真正的感同身受，尤其是对于患者和亲人的痛苦，直到你呼吸他呼吸的空气，你感受他感受的焦虑，你承担他承担的痛苦，或许才能达到一个同频的效果。但这对于沈琳来说只是部分的要求，几十年的从医经历让她具备了医者的专业和冷静，或者说至少是自我要求。

孙金健，27岁，2017年11月突然肚子疼，到医院检查确诊为神经内分泌癌，同时伴随肝转移，这一下他的人生规划全部被打乱了。

孙金健的女朋友在得知他患病之后，第一反应就是结婚，而孙金健却不答应。他无法看见自己的未来，更不想再耽误所爱之人的未来，两人相处时，常常只是默默无言地笑着，你给我打气，我给你打气。看到女友无微不至地照顾，孙金健背着她自责落泪："看到她笑得特别开心的时候就突然会想到，我走了之后她那种伤心难过流泪的样子，特别受不了。"

相较同龄人的敢于憧憬，孙金健更愿意谈及过往。他刚毕业的时候曾经参与电影《大圣归来》的制作。如果没有患上癌症，孙金健的名字应该更多地出现在电影的片尾字幕中，而不是病房的电子告示牌上。学习动画专业的他，最喜欢日本导演宫崎骏的作品，原因是成年人总能在他的电影里找到返璞归真的感动。抗癌，在这场"道高一尺，魔高一丈"的两军对垒中，医者和患者的互相理解、共同进退，变得十分重要。所以他们经常要就病情进行一再的沟通。

沈琳和孙金健临时组成的这个抗癌小分队，开始了他们的反击战，四次化疗就是他们的武器，只不过杀敌一千，自损八百，这其中的痛苦只有当事人能够感受得到。

有人说，每个人的生命都在倒计时，而对于中晚期肿瘤患者，倒计时似乎走得更快，每个肿瘤科医生在做的，就是将指针尽力拨回一些。

"我服务的对象是晚期肿瘤患者，这些人很多都是治愈不了的，让他们在有限的生命里保证生活质量，体验人生最后阶段的美好，这就是我的工作，但这种工作它其实要求你一味地付出，很多时候都是没有回报的。当然最大的回报就是出现奇迹，患者治愈了，这种幸福感能够持续非常久的时间，那种感受一般人是体会不到的。"

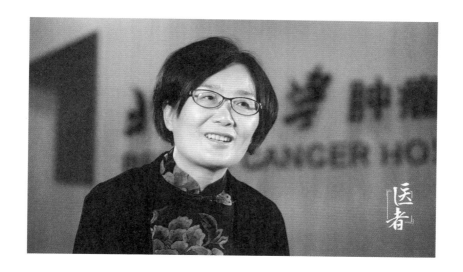

同一间病房里，孙金健的病友老陈得的是食管癌，脖子上的肿瘤有一段时间压得他吃任何东西都难以下咽，甚至只能坐着睡觉，相当痛苦。由于上有老下有小，老陈不希望家人知道自己患病，选择一个人默默承受。

患病前，老陈在一家公园做管理员，在这样一个满眼绿色的环境中工作怎么会得病呢？他有些想不通，也没有时间多想，迅疾而来的病情让他不得不住院治疗。

沈琳说："食管癌放疗以后非常疼，对这样的患者首先要解决疼痛的问题，先用一些药物去控制他的症状，让他有较好的生活质量，减轻他的痛苦，然后再想办法来解决他的肿瘤问题。"

在中国，胃癌的发病率居第二位，死亡率居第一位；结肠癌发病率居第三位，死亡率居第四位。早期胃肠道肿瘤治疗后 5 年生存率超过 90%；但大多数患者发现时已属晚期，5 年生存率只有 30% 左右。因此，近 10 年来，沈琳还做了一件事——

由于癌症牵扯到不同科室的不同诊断，于是胃肠道多学科综合治疗也成为患者和医者的最佳作战策略。

结合多个科室的意见，多学科医生坐在一起，最终给患者一个全方位的最优治疗方案，这一如今看来稀松平常的事情，在 10 年前的治疗当中却是极为奢侈的。

沈琳在引进和推广胃肠道多学科综合治疗中，做了大量工作。她发起并主导的肿瘤多学科协作组（MDT）已经从一家医院走向全国，并在国内肿瘤科医生群体中普遍推行。不为别的，就为给每一位患者多一丝生机。

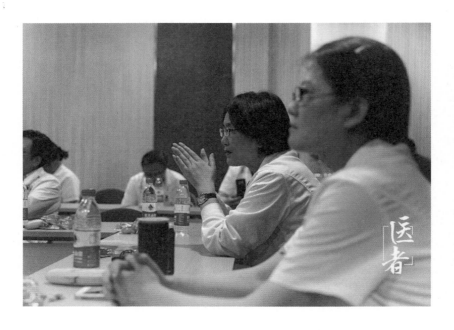

永远不要跟患者做朋友

初识沈琳的人会觉得她有点面冷，待人接物直截了当，是非对错一针见血。她说："我对家人都常常关心不够，觉得大家遇到的各种挫折和我的患者所遭遇的都没法比。"

医生都会有这样的经历，不知不觉中就和患者成为朋友。但沈琳不一样，因为对于肿瘤科医生来说，尤其是肿瘤内科医生，面对的患者多是中晚期的，很多人可能根本没有未来。那时候她就告诫自己，永远不要和患者做朋友。所以她看上去对于每一个到来的患者，都能够保持理性的边界。

但是，沈琳似乎也没能做到"心口如一"。当一个活泼、乐观，身患晚期胃癌的姑娘拉着她的手说"你来了，我就好一半"的时候，人们才发现，原来她只是面冷。

这天，沈琳自己主动说起了这个她口中"跟一般人不一样的小孩"——王越。

王越，1981 年出生，哈尔滨人，金融行业白领。2015 年 10 月底，王越的病情进一步恶化，癌细胞转移到腹膜和消化道，肠道增厚，无法正常进食和排便。之后两个月王越没吃一口东西，全靠营养液维持生命。但就是这个姑娘，在生命进入倒计时的阶段，脸上始终挂着微笑。那段时间，沈琳也使出了浑身解数。

最终，王越决定举办一场"生前告别会"，让自己用微笑去面对生命的最后时刻。答应"只要有时间就去"的沈琳最终没有露面，她怕自己无法面对这种愁云惨雾，甚至成为一个哭哭啼啼的医生。她说："我觉得她是青年人当中，面对死亡非常坦然的一个人，她会让大家肃然起敬。"

王越生前曾对沈琳说："我没有什么愿望，就想把我对于生命的那种感受和感知告诉大家，就是我们怎么来面对死亡，来面对人生的最后一段时光。"

沈琳说："跟王越朝夕相处了很久，最终我发现自己根本无法面对，她跟你的家人没什么区别。所以现在我就告诉自己不能跟患者有比较亲密、紧密的交往，否则她就会变成你心上的一块伤痛。"王越走了以后，沈琳把跟她的合影放在办公桌上珍藏了起来。她说这个小姑娘留给她的东西，她一辈子也难以忘却。

从医这些年，有些患者成了沈琳的朋友，隔三岔五总会给她发个信息；有些患者则成了沈琳的遗憾，想起来就如同重石碎胸。

沈琳说："作为一个医者，我觉得只要你真心付出，患者和家属是可以看到的，那份信任他们会给你的；从患者和家属的角度来说，你只要信任医生，医生肯定会给你最大的回报、最大的付出和最大的责任，我觉得这是双方的。"

结语

"我很荣幸能够成为一名医者，因为这是我最喜欢的职业，我为了这个职业可以付出所有。我也觉得这份职业给我的回馈最大，患者、家属、社会的认可，让我觉得我的付出是有回报的。"

如今，沈琳身边依旧站满了人。

对于患者来说，抗癌是一场持久战；对于沈琳来说，这只不过是众多战斗中的一场。对于医患任何一方，这都是一场不能退只能进的战役。

肿瘤，伴随人类进化全程，从未消亡；医者，穷尽此生对抗肿瘤，不曾停止。

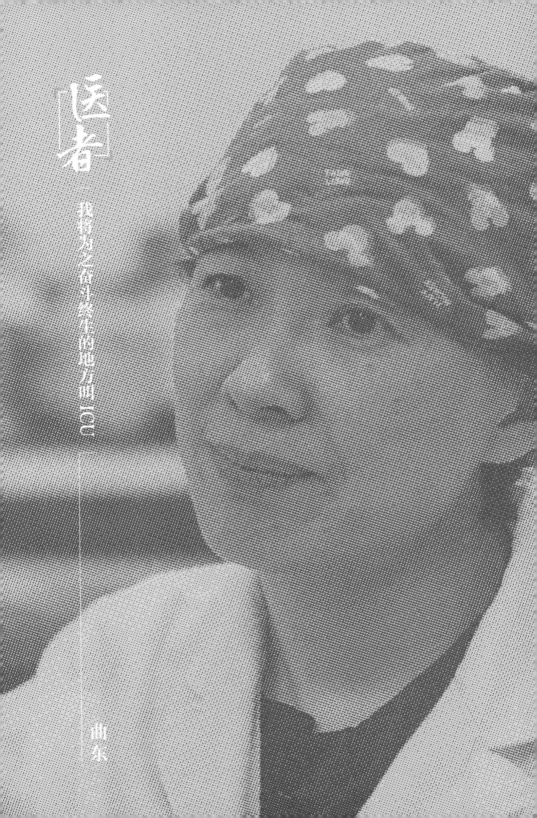

医者

我将为之奋斗终生的地方叫ICU

曲东

医者 | 曲
东

主任医师，硕士研究生导师

首都儿科研究所附属儿童医院重症医学科主任

中国医师协会儿童重症医师分会常委

中国医师协会呼吸危重症与机械通气专业委员会委员

中国医师协会体外生命支持专业委员会第一届委员会儿科学组委员

北京医师协会儿童重症专科医师分会副会长

北京医学会儿科学分会委员

北京医学会儿科学会重症医学组委员

北京医学会重症医学分会青年委员

北京中西医结合学会急救医学专业委员会委员

北京重症超声研究会委员

北京重症超声研究会航空重症专业委员会委员

北京市重症医学质量控制和改进中心专家委员会委员

《中国小儿急救医学》编委

擅长儿童危重症救治，特别是儿童呼吸衰竭的诊治、机械通气的个体化

治疗、儿童血流动力学管理及脏器功能保护

我将为之奋斗终生的地方叫ICU

导语

ICU，英文全称 Intensive Care Unit，中文名称重症监护室，其监护水平如何，设备是否先进，已成为衡量一家医院水平的重要指标。

重要，意味着承担更多的责任，而责任则关乎着生死。穿行于 ICU 的医者，把守着生命的最后一道防线，创造成化不可能为可能的奇迹。他们仿佛置身于人与魔的战场，每一场拉锯战的背后，都有着24小时不间断的专业陪护，昼夜不停运转的生命支持设备，一个个精确计算后的治疗方案。

因为病情危重，所以方案随时可能调整；因为病况复杂，所以抢救时刻都在发生。

在旁观者的眼中，ICU 是冰冷、理性，甚至不近人情的。厚厚的墙壁把家属阻隔在外，即便是儿科 ICU 也不例外。但大家不知道，那扇门的背后其实是一片洁白的中间之地，在这里，有人 30 年如一日，试图踏破黑暗、点亮希望。她就是首都儿科研究所重症医学科主任——曲东。

我曾经的理想，是当幼儿园老师

曲东从小就很喜欢孩子，她最初的理想是做幼儿园老师，现在做儿科医生也算是实现了理想。她每天开始工作的第一件事，就是和那些小患者们进行互动。

但是，首都儿科研究所 ICU 每天要面对的情况，却远比幼儿园要凶险得多。

五颜六色的装饰、卡通的形象、暖色的医疗器械，可能是这里与其他医院最大的区别。然而疾病的突然袭击，却并无二致。在这里，抢救随时随刻都有可能发生。

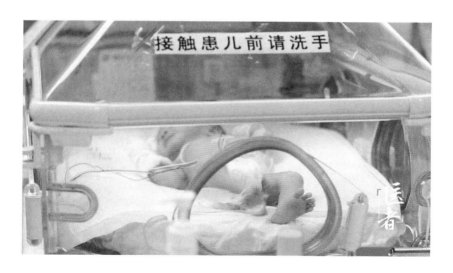

这天，刚满一周岁的小奇奇突发窒息，需要紧急施救，而这样的场景已经发生过多次。

小奇奇已经在 ICU 住了将近一年。当刚满一个月的他被发现肠道畸形而转入 ICU 病房治疗后，曲东却发现了更严重的问题：孩子的脑干有缺陷，他能间断性自主呼吸，但他同样会间断性窒息。除此之外，小奇奇没有视力，也没有听力。这个小小生命的人生画卷尚未完全铺展开来，能书写的画纸却已千疮百孔。或许是承受不住未来的压力，小奇奇的爸爸在一次离开病房后，就再也没有回来。

小奇奇隔壁的一号病房刚住进了一位邻居——两岁的小妞妞，急性肝功能衰竭，她是曲东当天的重点关注对象。

儿童急性肝功能衰竭是重症监护病房中最为严重的致死性疾病之一。肝衰只是症状，导致小妞妞急性肝衰的原因是 EB 病毒感染，即使 24 小时血浆置换，用上一切手段，摆在曲东面前的仍是 10% 甚至更低的生存率。

通过谈话，曲东与小妞妞的父母最终达成了一致，即使成功的希望不大，也要放手一搏。而对于每天出入其间的医护人员来说，并不是每个人都能承受这份扑面而来的压力。

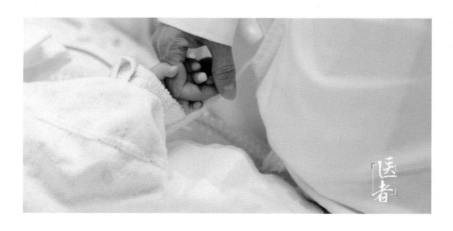

每年，有 220 万名儿童从全国各地来到首都儿科研究所，这里的门诊、病房常年人满为患。而为他们诊治的医生只有 431 名，过劳、低薪、委屈……儿科医生不断出走。2017 年，我国儿科医生缺口已经超过 20 万人。儿科医生短缺、专业人才流失已经成为北京乃至全国的一个共同话题。儿科重症的特殊性导致医护人员的紧缺，在这里更为明显。

仅仅一天，小妞妞的情况再次恶化，高烧、昏迷，白细胞持续降低，曲东心里有了某种预感。作为医生，曲东要将小妞妞的病情进展如实告知父母，但这谈何容易。

小妞妞的母亲在 40 岁生产时切除了子宫，对于这对父母来说，小妞妞是第一个孩子，也是唯一的孩子。

儿童重症监护病房没有探视时间，父母和孩子再次相见只有两种情况，孩子平安康复出院，或者治愈希望渺茫。

谈话最后，曲东想让小妞妞父母再去看看孩子。很遗憾，他们的这次探视情况属于后者，10 天后，小妞妞还是离开了。

当然，生活中也并不总是坏消息。

小明翰，7 个月大时，突然出现急性肾功能衰竭，后因感染性休克住进了儿童重症监护病房。而如今，已经在病房里住了 2 个月的小明翰，马上就可以离开了。

2个月的时间里，他的父母寸步不离，一直在ICU的门口坐着，吃在这里，睡在这里，等在这里。即将离开ICU的这一天，恰巧是小明翰的生日，明翰的妈妈把一枝永生花送给曲东，并且激动地说："如果我的孩子长大了身体还可以，我一定让他选择儿科，跟你们学医！"

选择儿科或许是出于热爱，但热爱却不足以让儿科医生坚守，坚守需要力量，这力量就来自患者和家属的反馈。

曲东说："尤其是孩子，相比大人，他们没有那么多杂念，所以对生命的渴求本能而炽烈——我就要顽强地活着，坚持到最后一刻。虽然 ICU 里的孩子往往浑身插管，接连遭罪，但是他们一旦好了，就会冲人笑，那种笑会让人忘记世间一切烦恼。"

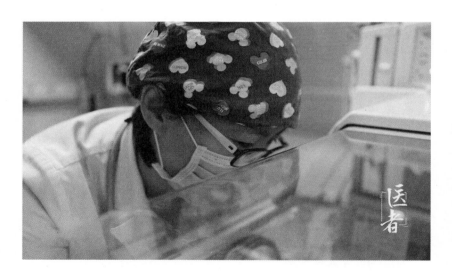

"所以，虽然大家都说儿科难，儿科 ICU 更难，但那种成就感也是无与伦比的。当一个个幼小的生命在自己的悉心呵护下逐渐好转、

康复，这样我的坚持就有了意义，这是对一个医生最大的回报，而且正因为不断有这样的回报，我们才能坚持下来。"

为孩子代言：生命的尽头，请和我在一起

在那些告别的故事里，最让我们难以接受的是孩子的离去。

有人说："上帝知道自己不是万能的，所以就创造了妈妈。"那么应该还有一句："上帝知道成人会缺乏勇气，所以创造了孩子。"

生命在最旺盛的时候消失了，对于任何人来说都是特别痛苦的一件事。但是一个孩子留在这个世界最后的温暖和感受，靠的是医生和家人无比强大的意志。

十几年前，曲东做主治医生的时候，曾遇到一个脑瘤患者，十几岁的孩子，一米七的身高，长得非常漂亮。其实她的肿瘤是良性的胶质瘤，只是位置不好，靠近脑干。小姑娘在病房躺了将近一个月的时间，意识清醒，但是不能呼吸，一动也不能动。她用眼神跟医护人员交流。曲东和同事们每天都会从头到尾猜她的故事、她的心思，如果猜对了，她会点点头；如果猜不对，她就会眨两下眼睛；如果她有事情，就会不停地眨眼睛。曲东和同事们每天就靠着这样的交流，守护了她一个月，到最后请天坛医院权威专家组鉴定时，才不得不面对残酷的现实——她没有手术机会。小姑娘的妈妈顿感绝望，不能接受这

样的结果，她说不能眼睁睁地看着孩子在她面前离去，所以选择了自己一个人先离开北京。

拔管的那天，曲东按照惯例去猜测小姑娘的心思，其实当时所有人都知道她心里在想什么，但谁也不忍心提及。最后猜来猜去怎么都猜不对，曲东才不得不问："你是想妈妈了吗？"小姑娘这才使劲地眨眼睛。那一刻，在场的所有人都为她流泪。

这件事让曲东久久难以释怀，她觉得当时过多考虑了父母的感受，却没能用心体会一下孩子的孤独。可想而知，在生命的最后时刻，这个孩子该有多恐惧！

从那以后，曲东决定做孩子的代言人，她再也不希望任何一个本已被命运扼住咽喉的孩子，带着说不出口的遗憾离开。

果然曲东再次遇到了类似的情况。那是一个患有 EB 相关病症的 7 岁孩子，从内蒙古坐火车来北京看病，路上他跟妈妈说："我是我们班考完试第一个出来玩的。看完病我就可以在北京好好玩了。"

确定治疗方案后，家长却说孩子长到七八岁都没受过罪，不想看见孩子受苦，打算放弃离开。这一次曲东毫不犹豫，她坚决地对孩子父母说："你不可以离开，你要留下来陪他！"她当即反问孩子父母："如果在床上躺着的人是你，你临终希望和你爱的人在一起，还是一个人面对？"

事实上，在临终关怀的最后一段日子里，那个孩子从来不说自己的痛苦，只会一直讨父母的开心。

送走孩子后，那对父母特地过来向曲东表示感谢，说孩子走得特别平静，他们那时候是太在意自己的感受了。

还有一个患有爆发性心肌炎的小女孩，本来已经抢救过来了，但预后不好，心肌钙化、很硬，没有收缩功能，小女孩的妈妈一直陪在她身边。

弥留之际，小女孩跟妈妈说："我要走了。"妈妈问她："你要去哪儿？"小女孩回答："我得去船上，那个船长都催了我好多次了。"

妈妈听到这崩溃大哭，连忙跟她说："你不要去！"但小女孩喃喃道："那里特别冷，船长点名了要我必须去，就差我一个了，不然没法开船。"

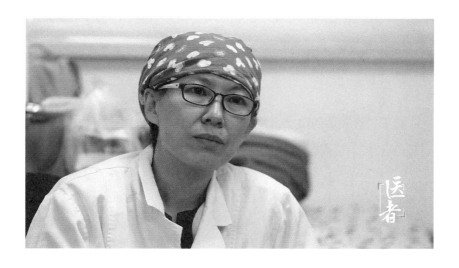

不得不说，如何活着，孩子可以向大人学习。但如何面对死亡，是避而不谈还是和盘托出？孩子也许并不懂得死亡意味着什么，但他们却比我们做得更好。

因为懂得，所以慈悲

在 ICU 里，没有拥挤的人群、吵闹的孩子、发脾气的家长。它的特殊之处在于：这里可能是医院里最安静的空间，同时也是最凶险的泥淖。这里的每位医生，都需要 24 小时待命，随时准备将患者拉出深渊。

每周四下班后，是 ICU 团队的学习时间，《医者》摄制组记录下的这一次，主题为——ICU 的人文关怀。

那天下午，病房里来了一位特殊的客人——一位音乐治疗师，这次见面曲东筹划已久。

对于无法表达的孩子来说，有些恐惧会埋在心底，曲东希望通过音乐治疗带给孩子们温暖。

当年幼的孩子住进儿科 ICU，甚至有生命危险时，家长所承受的压力不言而喻。这些年来，曲东早已习惯用拥抱给他们带去安慰。这个习惯源自一个案例：那是一个持续惊厥的大孩子，情况不太妙。当曲东为孩子妈妈介绍完病情后，她有些站不稳，就说："医生，我能抱一下您吗？"

曲东回忆说："当时她抱着我的时候特别踏实，仿佛抱住一座可以依靠的山，不愿意放开。我终于切身体会到：原来拥抱真的是可以给别人力量的。而且不只是我给了她力量，其实每个家长也给了我继续坚持的力量。"

而对于并肩战斗的同事，曲东更多的是现身说法："每一个医护人员的成长，不仅仅在于精进医术，更是在不断消化内心的压抑，积累关于生命的认识。它教会我们要珍惜生活中的每一点美好，它教会我们去坚持心中的每一次热爱……我们给人看病，好像是治疗患者的躯体，其实同时我们也是为了留住人间的温暖，不管是亲情、友情还是爱情，这样你才会觉得这份工作有意义，你才会觉得很开心。"曲东说，她每天清早起来，都会觉得是开心的一天，是充满希望的一天，都会精神抖擞地开始一天的工作。

生活一帆风顺时，大家不会轻易想到生命的终点，而当 ICU 主任多年，每一天面对的都是生死，曲东自然感受颇深，她说："向死而生会让人对生命更敬畏，也会更坦然。"

面对患儿无力回天之时，曲东除了要平复自己的情绪，还要和家长沟通，这其中的困难程度可想而知。对此曲东也有着自己的理解："我原来做住院医师或主治医师时，都觉得是硬着头皮去谈，但现在我淡定很多了，因为尊重生命可以有很多种理解。如果治疗没有意义，就应该理性地跟家长说，不要再折腾孩子，让孩子比较平静地离开这个世界。"

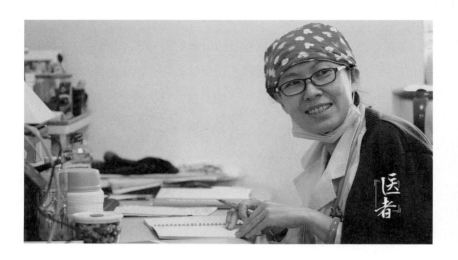

某天早晨上班时，曲东心里一直在琢磨着这么两句话："生如夏花之灿烂，死如秋叶之静美。"

她说："不管是生是死，我都要让 ICU 是唯美的，这是我追求的东西。活要争取活得好，要珍惜生命，即使大家都尽力了，结果不好，也要让患者死得有尊严，特别是孩子，要让家长觉得孩子是平静的。"

"我并不希望别人把 ICU 当成一个生离死别的地方，而是希望大家把这里当作一个让人觉得有希望的地方，是一个值得奋斗的地方，是让人觉得生活很美好的地方，或者是生活重新开始的地方。"

结语

曲东依旧坚守在 ICU，正如她在首届《精诚医者》颁奖致敬典礼现场的获奖感言中所说的那样："我就是一个平凡的医者，在今后的工作中，我愿意为我们可爱的孩子们，与那些坚守的家长们一起，继续做好他们的守护人。"

小奇奇在 ICU 病房里度过了他人生中的第一个生日，护士长给他买了新衣服、新鞋，大家一起办了一个属于小奇奇的生日派对。

儿研所 ICU 原来也有过一个小脆骨病的病例，那个孩子从出生一直在这里养到 8 个月大，终于有一天被他爸爸很开心地接走了。当时医护人员也给他买各种衣服，还把他从出生一直到 8 个月各个时期的照片，全部送给了孩子的爸爸。

曲东心里一直惦记着，或许哪一天小奇奇的父母也会出现，接他回家。想到这里，她的耳边仿佛依稀响起了李宗盛的歌声——《希望》：

"养几个孩子是我人生的愿望 / 我喜欢他们围绕在我身旁
如果这纷乱的世界让我沮丧 / 我就去看看他们眼中的光芒
……

他们是我的希望 / 让我有继续的力量
他们是未来的希望 / 所有的孩子都一样
但愿我能给他一个 / 最像天堂的地方……"

医者

既然又活了，就不能白白地活

华扬

医者 | 华
       扬

主任医师，教授

首都医科大学宣武医院血管超声诊断科主任

北京市血管超声诊断中心主任

首都医科大学超声科学系副主任

国家卫健委脑卒中防治专家委员会副主任委员

国家卫健委脑卒中防治专家委员会血管超声专业委员会主任委员

中国超声医学工程学会颅脑专业委员会名誉主任委员

中央保健专家委员会委员

2020 年 2 月入选"国家健康科普专家库"

曾荣获"中国医师学会超声医师分会突出贡献奖""中国超声医学工程

学会突出贡献专家奖""（原）国家卫计委脑卒中防治工程委员会突出

贡献专家奖"等奖项，被评为"北京市优秀医师"

擅长脑血管、颈部、四肢、腹部、肾血管等周围血管疾病的超声影像诊断

既然又活了，就不能白白地活

导语

全国 14 亿人口的血管危机，以脑卒中增速最为迅猛。医生争分夺秒抢地救脑卒中患者是医院里的常态。

脑卒中，以高发病率、高致死率、高致残率著称，甚至超越癌症，成为我国居民死亡的首要原因。其致病的元凶就潜伏在我们颈部和颅内的血管中，"血管超声"则是针对这一致命疾病不可或缺的筛查武器。

有一位医者被誉为"中国脑血管超声第一人"，作为一位"血管侦察兵"，血管异常在她手中可以说是"无所遁形"。她凭借一台仪器、一双妙手、一份初心，开创了中国脑血管超声的先河。

她就是首都医科大学宣武医院血管超声诊断科主任华扬。

"中国脑血管超声第一人"的日常

首都医科大学宣武医院以治疗神经和脑血管疾病为特色，每年都要接诊来自全国各地的上百万名患者。

血管超声诊断科有着巨大的吞吐量，初来乍到的人都被这里的"盛况"所震撼。每位患者的检查时间短则半个小时，多则一个半小时，颈部和颅脑两项超声检查加起来，一共要检查22根血管，测量出100~150个数据。有些病情复杂的患者，最后甚至会形成1000字左右的检查报告，而科室里的17台超声机器，每天都要接诊300多位患者。

华扬作为宣武医院血管超声诊断科的主任，30多年来，每天早上6点50分她都会准时出现在医院，为接下来一天的战斗做好准备。

早餐对于她来说是一项必须完成的任务，她有着自己的标准：简单、便捷、营养丰富。她嫌食堂人多，排队、聊天等耽误时间，于是一直用自己独特的配方在办公室自制。同样的食材搭配，她已经吃了20多年，而在吃下第一口食物前，她还有一件非常重要的事情：吃药，早上吃5种，晚上还有4种。自制早餐、吃药、吃早餐，时间通常控制在10分钟内，跟她平常做事一样风风火火、干脆利落。她笑称自己平常在家吃饭也要等到饭菜凉一会儿再吃，因为这样不烫嘴，吃得快。

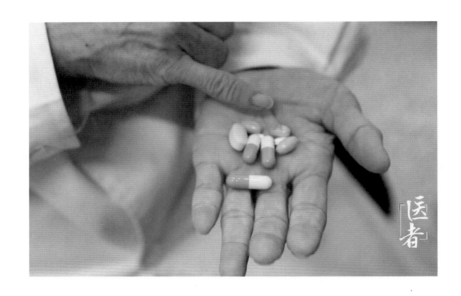

吃完早餐后到门诊开始前，华扬还有一大堆的工作要做。

第一件事就是查医生写的病例，做得好的表扬，做得不好的提出来。7 点 40 分，科室里的年轻医生们陆续来到诊室，此时华扬已经查完了 20 份病例，还顺带修改了学生的论文，每个路过她身边的人都能感受到她的严格和一丝不苟。华扬深知争分夺秒是医院里的日常，"那么多患者，我们一个萝卜一个坑，没有人可以替你"。因为他们要面对的是脑卒中这个人类健康的"头号杀手"。全世界每 6 个人当中，就有一个人可能患脑卒中，我国每年新发脑卒中患者约 200 万人，且正以每年 13% 的速度上升。

通过血管超声检查，可以清晰监测到颈部和颅内的 22 根主要血管的健康状况，一旦发现险情，便能够主动出击，提前阻断，其精确度和准确率都依靠医者精湛的超声技术和过硬的诊断水平。所以说，华扬干的就是"血管侦察兵"的工作。

血管超声就像是作画，凭借的是多年积累的功力，手眼配合和对血管走形的精确理解，进而作出诊断。不少患者千里而来，只为寻一颗定心丸。

有人过分焦虑，需要华扬安慰。

有位患者说："感觉每根血管都跟琴弦一样，绷得特别特别紧，特别硬。"边说还边用手跟华扬比画，仿佛是他亲眼所见。

华扬很肯定地回答他："是您神经过于敏感了。"

患者说："我怕截肢。"

华扬稍感无奈："截什么肢啊，你下肢供血没问题，CTA（非创伤性血管成像术）也做了，超声也做了，下肢动脉就是一般硬化。你看你这检查都做了无数次，结果也比较清楚，怎么会截肢呢？"

患者还是没有放下顾虑："我害怕，因为腿老凉。"

华扬语重心长地告诉他："有什么好害怕的，人一定要正视一切，生老病死是自然的。"

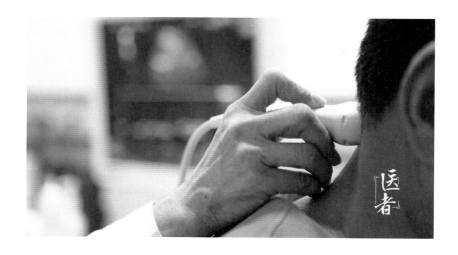

有人过分放松，需要华扬警告。

华扬问一位患者："高压多少？低压多少？"

患者轻松一答："低压在 90 左右。"

华扬说："90 左右啊，要是再偏高一点，你就是高血压患者了。"

患者还一脸不可置信地反问："是吗？"

华扬问他："血脂高吗？"

患者又是轻松一答："血脂还行吧。"

华扬当即表示怀疑，问："记录有吗？拿过来我给你看看，4.2，低密度脂蛋白都这么高了，还说正常？一点都不正常。低密度脂蛋白是坏蛋白，专门使人长斑块。"

华扬所说的"斑块"，是医学上的专业名词。简单来说，斑块和人共同成长，人一出生，血管就开始不断积蓄垃圾，时间长了，血管壁慢慢出现斑块，之后斑块一路增厚，血管就愈发狭窄。因此，预防斑块形成是保证血管健康的重要一步。

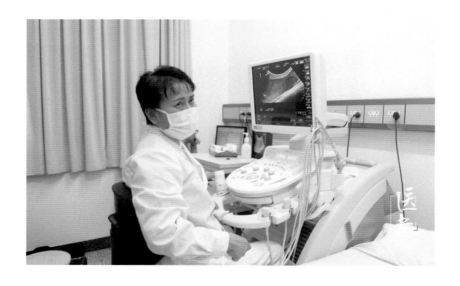

有人身患疑难杂症，不远千里找到华扬，探寻病因。

华扬耐心向他解释："您这个地方的血管问题就好比本应该是两个和尚抬水吃，最后变成一个和尚老挑，就把那个累坏了，导致狭窄，会有点相对缺血。"

甚至还有人需要向华扬问路，于是华扬又客串了一把交通导游："坐二号线到建国门，再倒一号线就到四惠了。明白了吗？"

……

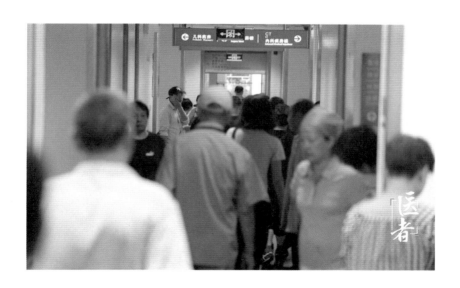

有惊无险对患者和医者来说都是最大的幸运，而遇到突发情况，才最考验一位医者的决断力。

有位患者名叫肖春忠，河北邢台人，58 岁。2018 年 4 月 22 日晚上，他像往常一样上了夜班，第二天一早被同事发现行为异常。4 月23 日下午 1 点 40 分，症状加重的肖春忠被送往宣武医院急诊，初步诊断为脑梗，在神经内科住院后，再次进行超声检查，却发现了更致命的危险。

肖春忠的超声画面显示有一个 15.5 毫米 ×0.3 毫米的巨大斑块，已经破裂，正拖着长长的血栓附着在血管壁上，与血管壁藕断丝连，像极了一个鸟嘴，而这个鸟嘴随时有可能要了肖春忠的命。

在距离肖春忠发病 27 个小时左右时，因为担心血栓随时可能脱落，神经外科医生把手术直接安排在了当天下午。华扬安排自己的学生刘然随同监测肖春忠术中的血流动态。手术很成功，肖春忠的命保住了，华扬也得知了这个好消息。她说："我救了一个人，那就等于是救了一个家庭。"

我无法前行，我仍将前行

有很多患者对华扬的身体格外关心，总提醒她注意休息、别太累了，然而华扬明显做不到。短暂的午餐时间，她都要见缝插针地和科室里的年轻医生讨论工作。之后医生们各自散去，华扬找地方抓紧时间休息 15 分钟，而护士长刘雪松却道出了一个秘密："华主任这么多年身体就没好过。有一次她发烧了，我进去看她，就在办公室里缩着，盖着被子，烧得都说胡话了，还疼得不行，吐得昏天黑地的，完全'拾不起个儿'了。我说您后面还有 3 个患者，就交给我吧。主任说我缓一会儿，我稍微好点就马上给他们做……"

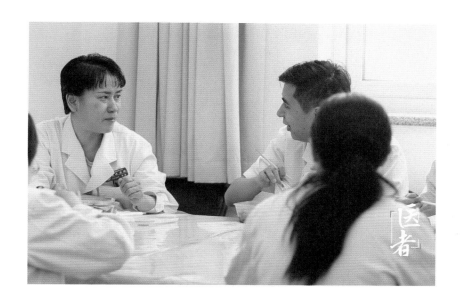

丈夫车接车送和事无巨细的关照，护士长每月帮忙开药，不断有工作人员提醒华主任休息，所有人格外的关心和小心，让人感觉多少有些反常。

作为医者，要时刻保持清醒和冷静，可当医者自身遭遇疾病时，清醒和冷静反而是痛苦的放大镜，"因为你知道它的后果和结局"。

华扬祖籍江苏，年轻时候的她，身上带着南方姑娘的灵动与机敏，爱唱歌、爱跳舞。用她的话说就是："一到舞厅里就满场飞，平四、伦巴、探戈、华尔兹，统统不在话下。"

然而现在的华扬，飘飘长发变成了干练的短发，全身加重的汗毛，以及手臂上大大小小的针孔留下的伤疤，这一切都是她曾经挣扎在死亡线上的见证，也是她还好好活着的标志。

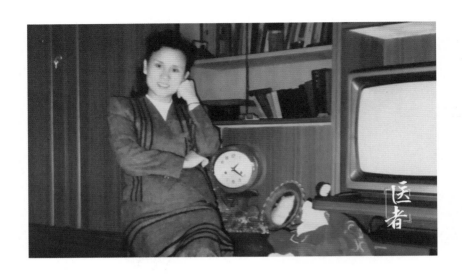

　　1996 年，中国的血管超声工作刚刚起步，华扬受邀前往美国进修。华扬说："我可以到你们那儿学习，但我将来肯定要回国。"华扬有预感，美国人口才 3 亿不到，颈动脉硬化患者就那么多，而中国是世界第一人口大国，未来肯定需要这方面的技术。

　　1997 年，回到国内准备大干一场的华扬，工作不到一年，身体却出现了大问题。"尿也少了，眼睛也肿了，饭也吃不下去了，吃了就想吐，到医院一查，血钾值都已经 5.6 了！"

　　托马斯·布朗曾在《一个医生的信仰》一书中说："我们无法得知降生世上会遭遇怎样的冲突与痛苦，但通常来说我们很难脱身其外。"华扬最终被诊断为肾功能衰竭，需要立即透析，一直分秒必争和死神抢患者的华扬，从没想到自己与死神狭路相逢的那一天会来得这么快。

　　紧接着，华扬第一次透析就出问题了，遭遇"透析危象"，腹水、胸腔积液都出来了，命都差点没了。这令她特别灰心。当时的华扬才37岁，一身技艺，满腔抱负还没有施展，和先生甚至都没来得及拥有一个孩子，生活于她有太多的措手不及和无能为力。

最终，华扬坚持透析了5个月，一周3次，每次5个小时，看着自己的血液从透析机里流进流出，这个总是雷厉风行、脚步匆匆的人终于慢了下来。要继续透析还是做肾移植，华扬迟疑了。因为一直透析，有可能哪天透析不好人就不行了，而肾移植也有可能突然排异人也不行了，两条路都"险象环生"。但最终华扬在先生的鼓励下决定赌一把——接受肾移植。

有人说，当我们无限接近死亡，才能深切体会生的意义。或许是上天眷顾，又或许是华扬的意志足够坚定，接受了肾移植手术的她没有出现排异反应。术后3个月她重新披上了白衣，回到自己的阵地——血管超声诊断科。肾移植患者的禁忌多达百条，华扬能坚持的没有几条。其实在这个世界上，最不合格的患者就是医者。

华扬的这一段经历与36岁即将抵达人生巅峰时患上肺癌的美国著名神经外科医生、作家保罗·卡拉尼什何其相似。保罗在得知自己患病后说："我无法前行，我仍将前行。"华扬也是如此，甚至脚步愈发坚定而有力量。

之后的20年，兼具医者、患者双重身份的华扬，带领团队创立了脑颈血管联合超声的诊断模式，并在全国推广，大大提高了脑卒中的早期检出率。

她对来到宣武医院参加培训的全国各地的学员们说："希望你们回到地方后能够把血管超声引领起来，希望我们的技术能够带领你们当地进步，将来你们也可以像我们这样，建立自己的培训中心，让先进技术惠及你们周边的患者。"

　　为了提高基层医院的超声诊断水平，华扬一个周末甚至要跑 6 家医院去巡讲。她希望 TCCD（经颅彩色多普勒超声检测技术）能以星火燎原之势尽快在基层医院迅速普及。

　　如今，在华扬不遗余力地宣推之下，血管超声已成为各大医院极为寻常的一项检查手段，在脑卒中高危人群的筛查中起着极为重要的作用。

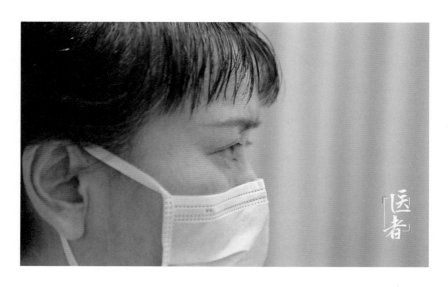

结语

华扬现在的社交软件签名统统改成了感恩。感恩同事，感恩学生，感恩患者，然而这一辈子华扬最想感恩的还是她的先生——那个甘愿放下手术刀，在背后默默支持她的人。

华扬无疑是不幸的，因为肾移植剥夺了她的很多权利，甚至包括一个女人最基本的权利，这也是她一辈子的遗憾，是她觉得最亏欠先生的地方；但华扬又是幸运的，肾移植至少没有剥夺她做医生的权利。20多年来，即便每天需要吃大量的药，经常发高烧、体力不支，她都从未有一天离开过自己的阵地，还曾荣获央视"2017最美医生"称号。虽然未能生育，但她把科室里的年轻人都当成自己的孩子，就连普通的"查作业"，都像是母子间的日常聊天。

我们不知道自己的生命何时诞生，亦不知道自己的生命将何时结束，唯一能知道的便是：在活着的时候好好活。对于华扬来说，她更是信奉"既然又活了，就不能白白地活着"。这样的人生，又何尝不是一种圆满。

悯而行

因恻隐
而不断前行，
是为医者

第三章

问诊，不厌其烦，只为少些遗憾；
治疗，急人所难，只为多些欢颜。
每张孩子的笑脸，都是一个母亲的期盼；
每个患者的身后，都有一个家庭的牵绊。
医者的心里，装着一种柔软，怜天下，悯众生，
以我之承担，行人间至善，万家美满。

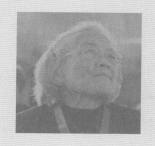

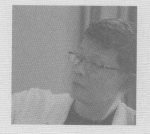

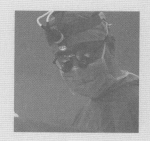

03

医者

无声奔走于时代浪尖上的领军者

王泰龄

医者 | 王泰龄

主任医师，教授，博士研究生导师

中日友好医院病理科首任主任，知名病理学专家

中国肝脏病理学奠基人

主编、参编多部肝病专著，发表专业论文 100 多篇

长期从事病毒性肝炎、肝硬化及肝纤维化逆转的临床病理及实验研究，

先后为我国《肝炎防治方案》制定了与国际接轨的慢性肝炎病理分级分

期标准，重型肝炎、脂肪肝及酒精性肝病等病理诊断标准

先后获国家科技进步奖一、二、三等奖，卫生部科技进步奖一、二、三等奖，

中华医学科技二等奖等，共 14 项

2014 年被中华医学会肝病学分会授予"终生贡献"奖；2020 年被中华

医学会病理学分会评为"中国病理事业终生成就专家"

无声奔走于时代浪尖上的领军者

导语

2020 年的中国病理年会现场，因一位老人的出现而短暂沸腾，这位老人就是王泰龄。

王泰龄，师从著名病理学家胡正详教授，奠定了其严谨的病理诊断、教学、科研基础。在我国病理科建设初期，她积极推动各临床医学院的病理科建设，为全国各地培养了无数病理学人才。

这一天，王泰龄要接受中华医学会病理学分会为她颁发中国病理学界的最高荣誉——2020 年度"中国病理事业终生成就专家"。

这一年，她 93 岁。

对比世界，中国病理学科的发展其实还不足百年，而王泰龄正是时代浪尖上的领军人物。

名师引路：与病理结缘

病理，就是疾病的道理。

病理的世界是一个涉及解剖学、组织胚胎学、生理学、生物化学、病原生物学、免疫学等各基础医学学科的繁复世界。如今被人们所熟知的一切医疗诊断行为，包括了解疾病病因、明确发病机制、研究疾病发展规律等都离不开病理的帮助。

在人类裸眼无法企及的微观影像中，细胞悄无声息地记录着生命体与疾病反复博弈、交手的经过，它们身上留下的印记浮现出整个故事的发展脉络：遭到了何种疾病的攻击，又是如何抗争的，最终转向什么命运……而这样的故事便是病理。然而，如此一幕在中华人民共和国成立前却难得一见，年轻时的王泰龄也并不知道自己何时会撞入病理的世界。

1944 年，17 岁的王泰龄从北京慕贞女子中学毕业，如愿考入北京大学医学院，成为班里年龄最小的学生。这一年，抗日战争已进入到最后阶段，从战火中成长起来的年轻一代，对民族的苦难有着最切身的体会，他们渴望改变，并相信科学。王泰龄最初的梦想是成为一名外科医生，用手术刀为患者解除病痛。

1948 年，王泰龄成为北京协和医院的一位住院医生，她希望能去妇产科。而当时的妇产科主任，正是林巧稚。

林巧稚是北京协和医院第一位中国籍女医生，也是第一位中国籍女妇产科主任。王泰龄在妇产科遇到林巧稚时，林巧稚已经做了19年的妇产科医生，她要求妇产科医生一定要先学习一年的病理，自己手术结束后，也会第一时间去看病理。

　　王泰龄回忆说："我原来每天去看林巧稚教授的特约门诊，她写的病历特别简单，但是诊断非常准确。手术完了之后，林教授都会带着她的各级医生来看标本，并要求他们把标本画出来。"

　　能够以简洁的描述做出准确的诊断，其背后的原因正是林巧稚对病理的重视，这是年轻的王泰龄第一次见识到病理的厉害之处，也让她更加确定，如果不能对疾病做出正确诊断，技术再高明的医生也有可能误诊，甚至导致患者死亡。而看懂病理，或许就是扭转这种悲剧的关键。然而此时以病理解剖为基础的西方医学，在刚刚诞生的中华人民共和国就像无根之水、无本之木。全国投身从事病理解剖工作的医生还不足50人，王泰龄即将做出她的人生选择。

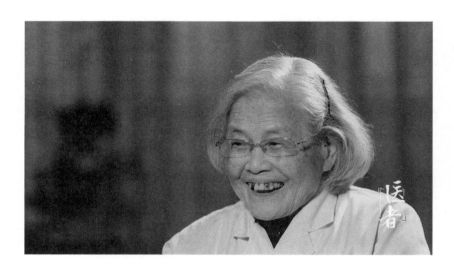

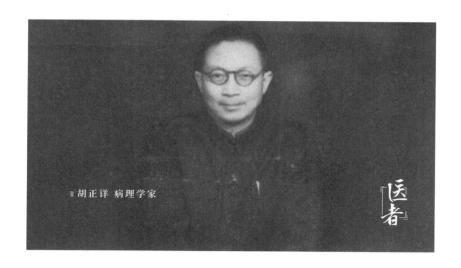

█ 胡正详 病理学家

『医者』

此时，王泰龄的病理系老师胡正详教授，正在为没有足够的病理医生而发愁。

1950年，王泰龄毕业，她没有选择妇产科，而是留在了病理科。两年后，年仅25岁的王泰龄成为一名病理系讲师。作为胡正详教授培养出的第一个学生，她开始协助老师开展病理师资培训工作。

勤耕不辍：与中国病理学共成长

如今的人们可能无法想象，中华人民共和国成立初期面临着疫病丛生、缺医少药的局面，各种急慢性传染病、寄生虫病和地方病威胁着人们的健康，在当时，全国预期人均寿命不足35岁。1949年，江西一个超过4000人的村庄因血吸虫病危害，仅剩两人存活。而当时的人们对于血吸虫病的致病原因可以说一无所知。想要破解迷雾，找到疾病的发病原因、致死危害，这些都急需病理科的介入。

20世纪50年代起，在政府的支持下，北京市各大医院开始相继建立病理科。

与北京一片火热景象迥然不同的是，1953年，由于日本撤走了在中国的日方专家，当时的第一军医大学，也就是后来的白求恩医科大学急缺人手。有人向王泰龄征询意见，希望她能北上施以援手。

当时，王泰龄的父亲远在英国，哥哥王宝恩忙于医院工作，平日里只剩母亲带着年幼的弟弟在北京相依为命。即便如此，26岁的王泰龄仍然几乎毫不犹豫地做出了决定，踏上开往长春的火车，她满怀憧憬，也做好了面对一切困难的准备。然而，到达长春后，等待她的却是另外一幅景象。

王泰龄到达长春后，为建设病理科开展的最重要工作，就是尸检。因为她意识到通过对尸体的病理解剖才能得以观察各大器官的病理变化，第一时间发现传染病和新的疾病，从而帮助临床检查各项诊断及确保医疗措施正确合理，同时积累教学及科研资料。可以说通过开展尸检，促进医学发展是最快速、有效的手段。一个无法忽略的事实是：二十世纪五六十年代，中国的尸检率高达60%~70%，至今没有任何一个时代能够超越。在那样的时期，饱受疾病所扰的中国人民，为医学进步做出了最大的支持。

时光匆匆划过，王泰龄在长春不仅收获了爱情和家庭，还用整整

30 年时间，将白求恩医科大学三个附属医院的病理科建成了重点科室。直到 1984 年，已经 57 岁的王泰龄再次选择离开。

那一年，北京医学界发生了一件大事。中日邦交正常化后日本政府积极推动，与中国签署了援建医院的合作项目，这就是今天的中日友好医院。这所现代化的国际医院，硬件设施已达到当时国际的领先水平，第一任院长辛育龄决心大力发展外科。而外科的发展离不开病理科的诊断，于是辛育龄派副院长印会河教授亲自前往长春找到王泰龄。

如同 30 年前一样，王泰龄再次简单地打包行李，告别家人，一个人回到了北京。此时迎接王泰龄的是一个崭新的时期，"免疫组化逐步引入，很多医学专业人员不再愿意从事外科、内科，而愿意从事病理科工作。因为病理看得比较深入，而且有时间做科研，能为临床解决实际问题，非常受大家尊重，这是病理学大发展的时期"。

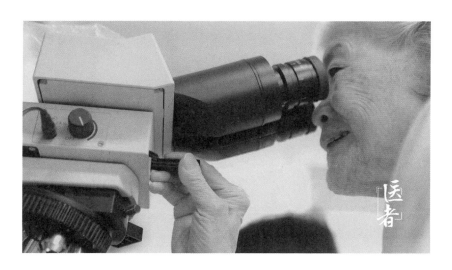

攻坚突围：缔造肝病病理行业金标准

随着改革开放大潮的奔涌，医疗界硬件设施和诊疗条件的改善逐渐显现，许多曾经困扰着中国医者的难题被一一攻克，但仍有一些打击让医者措手不及。

《黄色龙卷风——上海甲肝大流行采访纪实》中写道："最先受到冲击的是肝炎门诊。那黄黄的皮肤、黄黄的眼珠，接连不断地出现在医生面前。大军压境，肝炎门诊的老弱病残似乎已经招架不住。甲肝！甲肝！甲肝！在病人的病历卡上，医生们不断重复地写着这几个字。病床！病床！病床已成为要活命者的方舟，传染病的敏感的神经却麻木着。"

肝病不仅威胁着中国，它同时也是世界级的难题。因病因复杂，长久以来，国际上只把慢性肝炎按照其发展规律分为两类。然而随着病理解剖和医学经验的积累，各国的医学家都不再认同这样简单粗暴的分类，纷纷开始尝试重新梳理，并按分期分级的理念进行诊断治疗。

1994 年，王泰龄的哥哥——时任北京友谊医院院长的王宝恩参加了一场国际会议并带回一个消息，国际肝炎分型要重新调整。王宝恩认为，中国的肝炎分型也必须加以修正。这一点与王泰龄的想法不谋而合。

此时正是中日友好医院各科室大力发展的时期，感染科积累了大量的肝脏穿刺案例，这些肝脏穿刺得到的病理资料成为王泰龄开展工作的重要依据。她迅速开始着手，将这些肝脏病理进行分类。然而国际医疗界的动作更快，同年九月，国际上就废止了过去的肝炎分类标准。

以王泰龄为代表的中国病理学家联合临床等各个学科的专家一起，以几乎不可能的速度拿出了中国本土的《肝炎防治方案》，并制定了与国际接轨的慢性肝炎病理分级分期标准。这些成果立即在全国开始实行，这场快速有效的行动也推动着中国病理科跻身世界前列。

1996 年，69 岁的王泰龄正式退休，但她并没有选择离开科室，而是继续把目光投向了肝脏病理领域，开展肝病理的深入研究整理。

在研究肝病病理学的 30 多年里，王泰龄共积累了 8000 多份肝病理，几乎涵盖了临床可能遇到的所有肝脏疾病，成为进修医生最宝贵的学习资料。而对这 8000 多份肝病理进行归纳整理，传给年轻人，便成了王泰龄最为牵挂的事。她不无担忧地说："我很快就'报废'了，我得在'报废'之前把这件事情做好，要不然这些病理可能就是废纸一张。"

2014 年 9 月，王泰龄因在肝病病理学领域的突出贡献被中华医学会肝病学分会授予终身贡献奖。

2015 年，王泰龄又承担起中华医学会肝病学分会《药物性肝损伤诊治指南》中病理诊断标准的制定工作，在制定过程中她总结了10 年的肝脏穿刺病理，力求密切结合临床并与国际接轨。

一生一事，一事一生

"一生志在一事，择一事终一生。"这句话正是王泰龄的真实写照。从 21 岁投身医学，到如今已经 95 岁，王泰龄仍然舍不下她的本职工作。她说："我喜欢做病理，因为它能解决问题。我好像从来没考虑过我的年龄，其实（仔细想想）我都已经很老了，但我工作的状态一直是一样的，不知道的事太多，科学发展太快，老得查书，总觉得时间有点不够用。"

为了方便去医院，王泰龄把家安置在距离中日友好医院不到 1 千米的宿舍楼内，她每天仍然保持着过去的习惯，步行到医院上班。

90 岁前的王泰龄基本没有早于晚上 8 点前回过家，在退休后的第 25 年，她仍保持着"每天 8 点准时上班，每天工作 12 个小时"的节奏。

她以生命托起使命，终年无休。王泰龄每天的 12 个小时不是普通的问诊，而是被分配给了需要会诊的疑难病例、饱受困扰的临床医生以及全国各地渴求获知的进修医生。她也体谅患者等待明确诊断的焦虑情绪，常说"不是我们不休息，是患者不休息"。

回首自己的从医生涯，王泰龄总结道：

"学医的人不需要特别聪明，但是要认真，我觉得最重要的是自己要有一个理想：我一定要把这件事情做好。

"胡正详教授是对我一生影响最大的人。有一次他准备让我去讲课，问我看了多少文献，我说您平常讲课的内容我全都背下来了。他说这怎么能讲课呢？你得把所有相关的文献都看完！于是讲课前一个月，他让技术员推着推车到图书馆把相关的 20 多本书全部借回来，要求我看完再讲课。从这一次我就知道，不管是做人还是做事，一定要做到最好，胡教授对我的要求是 perfect（完美）。这件事让我终生难忘，直到现在，我都这样要求自己和我的学生们。

"我觉得我选择病理还是对了，做妇科、外科的不乏其人，所以我就更希望能有更多的人愿意来从事病理工作。"

2020 年的某天，王泰龄接到一位患者的电话，董春香？陆春香？哦，路春江！她吃力地分辨着电话里头的声音，连猜带蒙了三次才算说对；

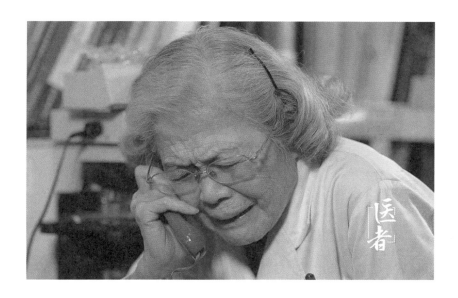

获得2020年度"中国病理事业终生成就专家"上台发言时，王泰龄忘掉了前一晚精心准备的发言稿，这在她过往的人生中从未发生过；

最开始的时候，王泰龄从宿舍到科里只需 7 分钟，现在需要 20 分钟……

越来越多的现象都昭示着王泰龄的衰老，对此她坦然一笑："老啦，还能没有点儿磨损？那是不可能的，桌子、椅子用个几十年还得磨损呢。所以那个是自然现象，尽量别让它妨碍我就行。"

曾有记者采访王泰龄："您准备工作到什么时候？"

她回答说："我觉得我还有分析能力的时候，我就还能工作。"

所以有人这样评价王泰龄："她的一辈子都献给了病理学。"

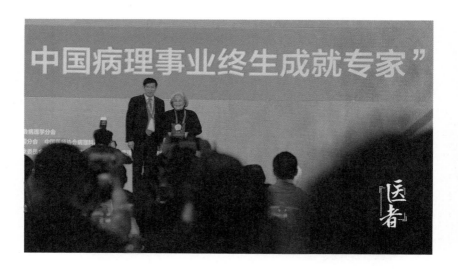

结语

生命的厚度与理想有关。

美国作家戴维·布鲁克斯曾在《第二座山》中提出了人生的"双峰模式"，他认为"我们每个人都在攀登人生的两座山。如果说第一座山是关乎获取的，那么第二座山则是关乎奉献的。如果第一座山是精英式的独自攀登，那第二座山则是置身于有需要的人之间，并与他们携手同行"。从事病理学研究逾 70 年，正在攀登第二座山的王泰龄，脸上有喜悦，心中有热爱，眼里有光芒。她说："以前我有一书包的奖状，（这些令我很高兴）……现在我最高兴的就是，一个年轻医生，他突然告诉我他明白了。或者我在显微镜下又发现了一个东西，这个东西能说明问题。"

2020 年 11 月 25 日，"敬佑生命·荣耀医者"第五届公益活动盛典在北京举行，王泰龄获得"生命之尊"奖，颁奖词是这样写的：

她，怀着对病理学深沉的爱，用"完美"做标准，对待每一份报告，因为精准诊断，或许能让患者重燃生的希望。

医者

我希望活得久一点，能救一个救一个

刘海鸥

医者 | 刘海鹰

主任医师，教授

北京大学人民医院脊柱外科主任

北京海鹰脊柱健康公益基金会理事长

中华预防医学会脊柱疾病预防与控制专业委员会主任委员

中华医学会骨科分会脊柱外科学组委员

中国医师协会骨科医师分会脊柱工作委员会委员

北京医学会骨科学分会常委

中国康复医学会脊柱脊髓专业委员会腰椎研究学组委员

国际矫形与创伤学会 (SICOT) 中国部脊柱专业委员会常委

国际脊柱功能重建委员会中国分会常委

《中华医学杂志》《中国脊柱脊髓杂志》等杂志编委

曾荣获首届中国公益行动奖、首届首都慈善奖，被评为 2016 年央视"最

美医生"，中央文明办、中国卫生健康委员会"中国好医生"，人民好

医生组委会"2018 人民好医生年度人物"等

擅长脊柱退变性侧弯及特发性侧弯、腰椎管狭窄症、腰椎间盘突出症、

腰椎滑脱等疾病的诊断及手术治疗

我希望活得久一点，能救一个救一个

导语

2018 年，被誉为"世界第一屏"的纳斯达克屏上，出现了一张中国人的面孔，这是中国脊柱外科医生第一次登上纽约时代广场的大屏。他就是北京大学人民医院脊柱外科主任刘海鹰。

纳斯达克大屏上播放的是北京海鹰脊柱健康公益基金会的公益广告。作为基金会理事长，截至 2019 年底，刘海鹰和基金会的医学专家、志愿者利用休息时间赶赴 16 个省份、43 个贫困县市，行程逾 20 万千米，在全国建立了 16 个脊柱疾病国家级救助中心，先后为 6000 余名偏远地区、贫困地区的患者进行义诊；在甘肃、贵州、河南、内蒙古、山东等地建立了 7 个医学专家工作站，对数千名基层医生进行培训，其中数十位基层骨科医生成长为学科带头人；累计救治贫困脊柱疾病重症患者 106 人次，为 90 个因病返贫、因病致贫的家庭带来希望。

有人这样评价刘海鹰："他是患者的脊梁。"

看到他们，就像看到了小时候的自己

2018 年的一天，刘海鹰团队转乘飞机、汽车加步行超过 8 小时，终于来到了距北京 2 000 千米外的甘肃定西，见到了此行的重要人物——5 岁的阳阳和 27 岁的小林。

阳阳患有严重的脊柱畸形，5 岁的他看上去只有 3 岁孩子的身高。如果不及时手术，这个可爱的孩子可能会因为器官压迫导致死亡。

小林患有先天性脊柱侧弯合并后凸畸形，27 岁的他，身高不足一米五，多年的疼痛让他无法长时间在田间劳作，并且因为畸形，打工的地方也不接收他。治疗需要花费 20 万元左右，而小林家一年农耕的收成只有几千元，家里还有母亲需要照顾。

这样的患者，期待着医者的出现。

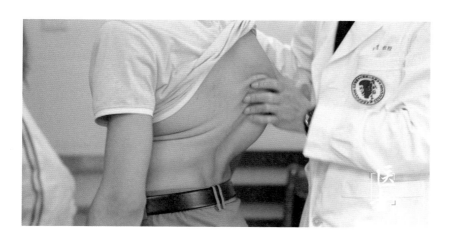

"好多患者抱着特别大的希望千里迢迢来了，因为经济上负担不了又走了，他们临别时的那种眼神让人看了很内疚。"

为了使更多贫困患者得到及时的治疗，刘海鹰在 2011 年成立了北京海鹰脊柱健康公益基金会，开始尝试集结各方力量无偿救助贫困重症脊椎疾病患者，而这些患者大部分都是孩子。

北京海鹰脊柱健康公益基金会是目前我国唯一一家专注脊柱疾病健康和救助的慈善组织，而全中国的脊柱侧弯患者多达四五百万。

2019 年 3 月，由刘海鹰担任主任委员的中华预防医学会脊柱疾病预防与控制专业委员会召开了第一次学术会议，专委会与北京海鹰脊柱健康公益基金会、中国社会福利基金会、吴阶平医学基金会、中国疾病预防控制中心共同敲定了"共筑脊梁、重在预防"——中国青少年脊柱侧弯筛查与救助计划。该计划拟在 5 年内开展 10 万人次的青少年脊柱健康筛查，拟为 100 位贫困患儿施行公益救治。

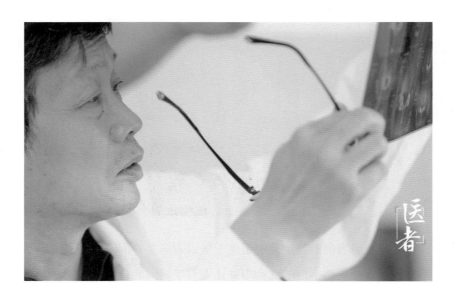

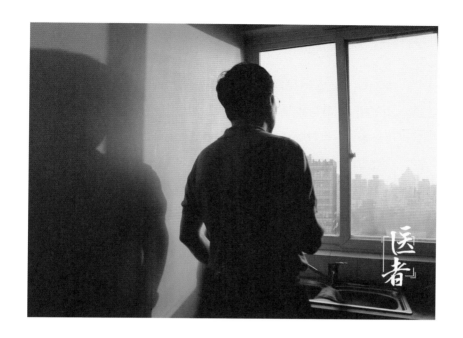

　　每个月 300 多例门诊，每周近 20 台手术，平均到每天，24 小时中的 11.4 个小时都在手术台上。这就是刘海鹰的工作量。

　　唯一能时时刻刻为他提供养分的，就是看到贫困患儿被治愈，他们的未来被改写。刘海鹰说："我从小生活在农村，父亲常年疾病缠身，就靠我母亲——一个印染女工来养活我们三个孩子。七八岁的时候我为了补贴家用，每天就坐在小桌子前糊火柴盒，糊一个火柴盒那么多道工序，糊 1200 个合起来有 1 大捆，才挣 1 块钱。上大学期间又去工地搬砖，勤工俭学，一天挣一块四毛八。所以我经常开玩笑说，因为小时候纸盒糊得多，手上功夫练出来了，这也为我做脊柱外科手术奠定了基础。我看到这些贫困患儿就像看到了小时候的自己。我要尽可能地能救一个救一个，争取救助更多可怜的孩子。"

得西拉姆：我不想出院

2018年6月，远在四川理塘的13岁小姑娘得西拉姆被刘海鹰带回了北京。"拉姆"在藏语里是"美丽仙女"的意思，但当时的得西拉姆，身高只有一米三，脊柱侧弯程度达到100度以上，极为严重的脊柱侧弯一度导致她的肺部受到挤压，出现了肺功能衰竭的情况。同学嘲笑她驼背，她不敢告诉父母，还自嘲"是不是我长得太漂亮啦，王母娘娘嫉妒了，就给我这样一个惩罚"，说着说着，却忍不住流下了眼泪。

接下来的时间，得西拉姆住进医院接受了头盆环牵引手术，刘海鹰在她的头部和腰上都安装了支架，把侧弯的脊柱拉伸开，以提高脊髓的适应性，整个造型就像"天线宝宝"一样。180多天的治疗期间，得西拉姆经历了木偶一般的生活，既不能弯腰也不能转身，晚上必须要爸爸用海绵泡沫铺满床，垫起她的身体她才有可能睡着。可喜的是，得西拉姆的身高也随之发生了惊人的变化。随着脊柱的牵引成功，她从一米三、一米四、一米五，最终被抻拉到了一米六的正常身高。

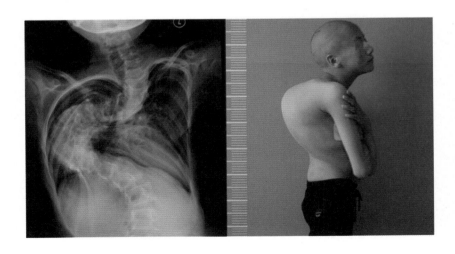

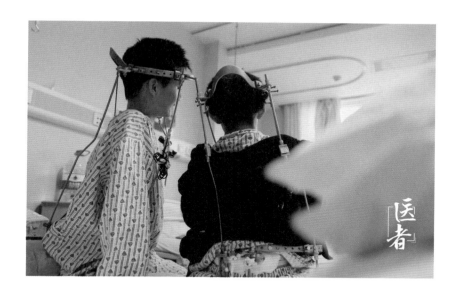

　　2019 年 1 月 31 日，距离春节只有 5 天了，但刘海鹰一点也高兴不起来，因为一个全院的联合会诊将马上召开，而会诊的对象正是他自己。

　　"患者"刘海鹰患有髂总动脉闭塞，双腿浮肿，血流无法正常通过，最直接的后果作用到了他的腰上。在过去的几年时间里，刘海鹰动过 3 次手术，体内安装了两个支架，但即便如此，现在的他也必须靠着颈托、腰托才能够支撑下来一场手术。这次全院五个科室的紧急会诊，是因为上次去甘肃定西义诊后，他的病情又加重了。

　　这次会诊的结果是，刘海鹰必须马上接受手术，但如果他接受了手术，那么得西拉姆的手术就要推迟，意味着小姑娘要戴着那个"架子"过年了。最终刘海鹰决定先做完得西拉姆的手术，让孩子安心过年。

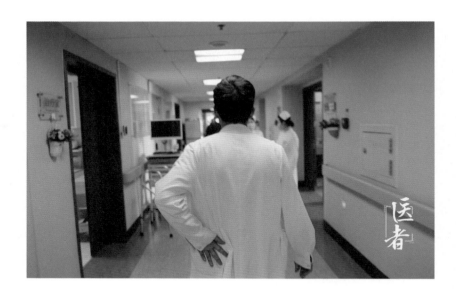

2019 年 2 月 1 日，得西拉姆迎来了自己的手术。

脊柱外科手术是最为考验医者技术与体力的手术。刘海鹰将要朝得西拉姆的脊柱上钉入 19 颗小手指般粗细的螺钉，帮助她重建一条相对笔直的脊柱。手术中，为了确定进钉子的位置和方向，必须反复借助 X 光透视，所以刘海鹰还要穿上 15 千克重的铅衣，这无疑更加重了他的身体负担。

刘海鹰首先要在得西拉姆的脊柱上钻出19个钉道，顺着钉道再拧入19颗螺钉。得西拉姆侧弯的脊柱和正常人完全不同，它一直旋转生长。手术过程中，刘海鹰要根据椎体旋转的程度和方向拧入螺钉，而脊柱的周围布满了神经和血管。如果螺钉钉浅了，将达不到固定矫正的效果；如果螺钉钉深了，则有可能永久性地伤害脊柱神经、血管和脊髓，得西拉姆轻则瘫痪重则死亡。因此，每一步刘海鹰都不能出错。

长时间的站立再加上 15 千克的铅衣，无情挑战着刘海鹰的极限。而这样的手术，刘海鹰每年要做近 1000 例，最长一台手术站过十二三个小时。

终于，手术顺利结束，刘海鹰用 19 颗螺钉重塑了得西拉姆的脊柱，也"重塑"了这个小姑娘的命运。但得西拉姆不知情的是，第二天的同一时间，这位刘海鹰叔叔将在同一间手术室里，接受他的第四次手术。

得知刘海鹰病情的得西拉姆悲痛难忍："刘叔叔为我们这种人付出得太多了，想让他好好照顾身体，这样才能救更多的人。我很想对他说，可是当着他的面，又说不出来。"刘海鹰则笑着说："倒下我也是外科医生。"

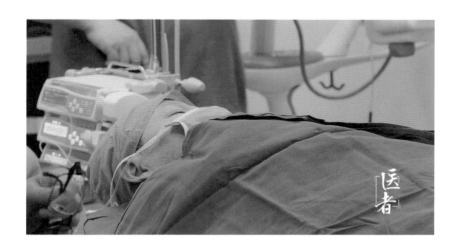

手术后的刘海鹰并没有听医生的话，他只在病房躺了三天就出院了，没有给自己任何休息和喘息的机会。

得西拉姆也出院了。那天，不善言辞的刘海鹰特意准备了粉色书包、铅笔盒、彩色碳素笔、圆规等学习用品送给她，一张小小的卡片寄托着他对得西拉姆的祝福——"好好学习，健康成长"。

离开北京大学人民医院时，小姑娘一边哭一边和医生叔叔、护士阿姨、保安哥哥再见，闹着"不想回家"。走出医院的得西拉姆可能并不知道，刘海鹰默默地在后面送了她很远。

泽仁拥忠：我可以上体育课了吗？

泽仁拥忠，来自四川省理塘县中木乡乌依村。

这个 8 岁的小姑娘因为重度胸腰椎后凸畸形，身体严重扭曲，身高只有 105 厘米，仅相当于四五岁孩子的身高。并且，因为畸形的进行性加重，导致她出现双下肢疼痛、行走障碍，甚至导致心脏及其他内脏器官受到严重挤压，威胁生命。

小拥忠一家四口主要依靠政府救济、卖虫草、父亲打零工维持生活，年收入不足 5000 元。几年前，小拥忠的父母曾带她到成都就诊，仅佩戴矫形支具便花了 1 万多元。了解到后续的治疗费用，小拥忠的父母犹豫了，家庭现有的经济条件实在难以支撑如此巨大的医疗费用，再加之当地人心中"骨头的病治不了"的落后观念，使得他们被迫放弃治疗。

然而这一切被刘海鹰及其团队改变了。作为海鹰基金会援藏行动首例来京接受救助的患儿，小拥忠第一次搭乘飞机便显得兴奋不已。出发前，她不断地问班主任："等从北京回来，我是不是就能像其他小朋友一样上体育课了？"

为了帮助小拥忠更精确地诊断、更安全地手术，刘海鹰联系了医院的小儿科、麻醉科、感染科、内科、影像科、检验科等科室，联同业界顶级专家 10 余人开展了 6 次会诊，终于找到了病因：小拥忠 5 岁时曾患结核病，结核杆菌破坏了她的 7 节胸腰椎，导致胸腰椎塌陷。专家们经多轮商榷，但关于治疗方案始终未能达成共识。

很多专家持否定意见，认为应该放弃手术，否则医生承担的风险太大。小拥忠的腰椎由于结核杆菌的侵蚀，已不是正常的形状，甚至有的几乎变成了空心，这种情况下还要在上面进行螺钉穿钉矫正，太过危险。

但孩子的病情却日益严重，看着她每天蹦蹦跳跳地出入各个病房，为病友们唱歌跳舞，大家心里备受煎熬。经过激烈的思想斗争，刘海鹰最终决定：立即开展抗结核杆菌治疗，手术矫正脊柱后凸畸形之后，再看孩子恢复情况考虑病灶清除，胸腰椎植骨，完成前路支撑。

故事的尾声，小拥忠已经完全挺起了脊梁。一次命运的邂逅，改变了她的一生。2017 年 9 月，刘海鹰带领团队再上高原，义诊之余去小拥忠家探望，并为小姑娘带去了新衣服、药品和学习用具。下午团队义诊时，小拥忠跟着来到医院，申请做一名小小志愿者。藏区很多居民不会汉语，小拥忠就给大家充当翻译，希望大家也能像她一样被治愈。

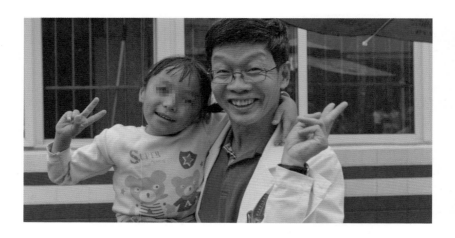

我这辈子最大的心愿，就是要治好你

他，十几年前遭遇车祸，右腿高位截肢；她，罹患强直性脊柱炎，重度脊柱畸形。一通拨错的电话，开启了一段电视剧般的爱情。

布阿西·玉苏普 17 岁时便经常出现腰骶疼痛的症状，慢慢地，她的背部也越来越后凸。布阿西的妈妈腿脚行动不便，爸爸便带着布阿西去。村里的医生查不出病因，建议他们准备五六万块钱去乌鲁木齐。孩子这么病下去也不是办法，布阿西的爸爸只能开始四处借钱，但大家一看到这个父母身体都不好、还育有一儿三女的家庭，纷纷以各种理由拒绝借款。一年后，她的爸爸也去世了，去大城市看病对于布阿西来说，更没了希望，她只能一直通过各种廉价的营养素来缓解疼痛。

2013年4月的一天，布阿西因"驼背"行动不便找工作受挫，她大哭着给朋友打电话，电话一接通，她就开始哭诉："他们凭什么歧视我？就因为我是残疾人吗？他们又凭什么嘲笑残疾人？"电话的另一边，一个陌生男人默默听完了她的哭诉，安慰她："身体的残疾不可怕，他们是精神残疾了，才会嘲笑你。"听到声音不对，布阿西才意识到自己打错了电话，赶紧向对方道歉，对方却说："你没有打错电话，你打给了对的人。"

一通打错的电话，让布阿西与买合木提走到了一起。

2014年7月，他们的女儿顺利出生。因为生育和照顾女儿，布阿西的病情逐渐加重。看着妻子忍着疼痛为家庭操劳，却从没有任何怨言，买合木提许下了诺言，畅想着未来："我这辈子最大的心愿，就是要治好你。我要带你去北京治病，坐着飞机去，然后找北京最厉害的医生，帮你治病……"

经喀什当地医生推荐与帮助，他们向海鹰基金会提交了救助申请。本以为又是漫长的等待，令他们万万没想到的是，2019年5月，基金会就通过了他们的申请，将他们接到北京，入住北京大学人民医院脊柱外科。

布阿西手术前一天，北京大学人民医院脊柱外科示教室召开了布阿西术前讨论会，负责翻译的志愿者们第一次集结，参与讨论会，了解布阿西的病情以及术前、术中、术后注意事项。

　　手术后，布阿西背上的"包"消失了。刘海鹰将他们到北京后拍下的所有照片制成了相册，送给他们，希望可以给他们留下最珍贵的回忆。

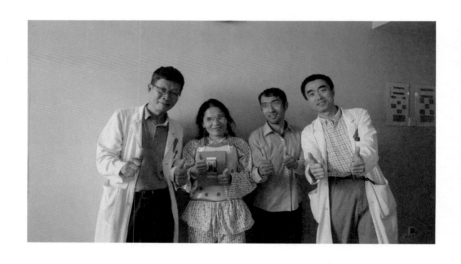

结语

　　同样作为腰椎病患者的刘海鹰，却没有这么幸运。有人说"他就是因为治好了太多人的病，却耽误了自己的病"。刘海鹰自己却说："因为自己是一个脊柱外科医生，承受着颈腰椎疾病的痛苦，才更理解患者的痛苦。所以，我曾发誓要用自己的医术和双手来帮助患者。如果有第二次选择，我依然选择承担。"

　　这正如2016年刘海鹰荣获央视"最美医生"称号时颁奖词中所描述的那样：

　　从城市到乡村，从手术室到患者家中，刘海鹰的脚步从未停歇，终因积劳成疾，被推上手术台。他累弯了自己的腰，却挺直了苍生的脊梁！

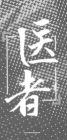

医者

我不会轻易放弃任何一个「小豆子」

张辉

医者 | 张
辉

主任医师，副教授，硕士研究生导师

首都儿科研究所附属儿童医院心脏外科主任

北京医学会小儿外科分会委员

第七届中华医学会胸心外科分会青年委员

曾在各类核心期刊发表论文 40 余篇，参与 3 部专业书籍编写，完成省部

级科研课题 4 项

曾荣获北京市卫生局科技成果二等奖

擅长小儿先天性心脏病外科手术治疗及危重症患者处理

我不会轻易放弃任何一个『小豆子』

导语

位于北京市朝阳区雅宝路 2 号的首都儿科研究所，是每年220万个"小豆子"会到访的地方，而在此能担起救治大任的医者不过 431 位，心脏外科主任张辉就是其中的一位。

张辉要接诊的"小豆子"，有着共同的特点：年龄小，手术难，病情重。他们均患有一种出生缺陷中死亡率最高的畸形：先天性心脏病。

有研究报道，多达 30% 的先心病患儿祸不单行，会合并有非心脏畸形，包括呼吸系统、泌尿生殖系统畸形，中枢神经系统发育异常、消化系统异常、腹壁发育异常等。这些"小豆子"一般最大不过 5 岁，最小不足百天，他们不会表达，无法反馈，难受的时候只会大哭，深深牵挂着为人父、为人母、为人医的心。

别人放弃，那我来治！

与成年人看病最大的不同在于"小豆子"自身无法表达，医生只能从家长口中获知其病史。无法叙述病情，无法回馈疗效，关键时刻仅凭着一堆检查报告，辅以抽丝剥茧般的询问，然后快速做出判断，这恰是儿科医生的日常。正因如此，儿科又被称为"哑科"。

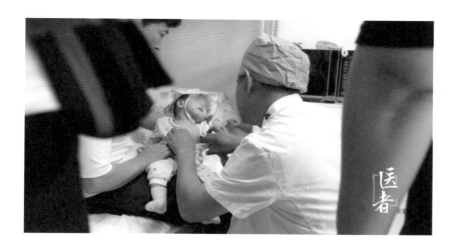

对于不过百天的杨杨来说，五个小时内即将历经三重生死难关。这段人生中的危急时刻，或许会成为她与父母的最后告别，也或许会成为大难不死的逆袭故事，而压力都在张辉的身上。

作为一名资深的儿科医生，张辉时常以其特殊的亲和力感染着身边的工作人员和患者家属。这一场手术前，他跟往常一样，与家属做了面对面的沟通。

张辉笑着问不过百天的杨杨："我说的你能听懂吧？"

杨杨妈妈代为回答："听懂了。"

张辉随即握了握杨杨的小手说："听懂了，那咱俩好好合作一把，好不好？"

杨杨妈妈问："应该喊您叔叔还是爷爷？"

张辉把头摇得跟拨浪鼓似的，说："别喊爷爷，我可不爱听人家喊我爷爷了！"

这台复杂的手术是手上真功夫的考验，为了保证看清每个末端细节，张辉的装备看起来有些科幻。他戴着医用的照明和放大设备，这通常意味着手术的难度更大，因为接下来他要在杨杨鸭蛋般大小、且伴随着畸形的小小心脏上进行手术，手上每一个动作都要格外小心。

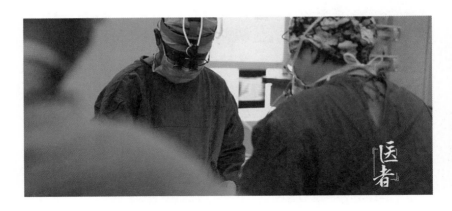

在心脏修补之后，第二关也是致命的考验。松下手术钳，可能会导致"去钳休克"，因为血流突然向全身灌注，会引起相对容量不足。另外，心脏负荷的突然改变也会诱发循环的重新调整。这些对于心功能很差的小婴儿来说，都有可能是致命打击，会引发急性左心功能衰竭，好在小杨杨挺过来了。在这里，生与死步步惊心，而下了台，生与死也同样揪心。

在二级监护室，每个孩子要进行至少一周的全程观察，能否挺过来，除了医生和药物的帮助，孩子自身的求生欲也至关重要。

小懿妃，来自甘肃庆阳，因当地医院无法手术，所以来到了首都儿科研究所。这是她和爸爸妈妈第一次来北京。这个爸爸眼中的长腿小美女，5 个月大，出生 20 天时父母发现她哭声微弱，再加上经常呛奶和呼吸不畅，去当地医院检查后发现小懿妃的心脏不同于常人，室缺 1 厘米，房缺达到 9 毫米，同时伴有二尖瓣反流。这意味着小懿妃是一名先天性心脏病患者，日后会有心脏并发症，甚至出现心脏功能衰竭的可能。而小懿妃不仅身体底子差，心功能状况不理想，同时还伴有呼吸道感染，病情复杂。

小懿妃的手术需要从心房上切一个小口，拿拉钩轻轻拉开。停跳以后，张辉发现了问题：她的心脏扩大得很厉害，而且室缺比较大，有 10 ~ 12 毫米，二尖瓣的瓣叶还有裂缺。"小豆子"手术过程中用的针线极为细小，一般用特殊的专用针，线则跟头发丝差不多细。把室缺补好以后，需要再往左心室里注冰盐水，看看二尖瓣的漂浮情况，最后进行缝合。

因为术前小懿妃有心衰状态，再遭受手术的打击，她小小的心脏很有可能耐受不了，撤不了体外循环，这意味着她最终会下不了手术台。

所幸手术很成功，小懿妃挺过来了！但她的术后观察同样牵挂着张辉与小懿妃父母的心。

半个月后，小懿妃身体慢慢恢复，出院后回家再遵医嘱好好调养，今后就能恢复成正常孩子一样了。

"别人都觉得不可治，要放弃，那我们来治。敢于挑战，才有成功以后的那种喜悦和成就感。当然失败以后的沮丧也没人能理解，如果这个时候再有方方面面不理解的声音，没处诉苦，就可能会不止一次想，以后这样的患者我不接了，躲清闲。但总也做不到，过一段时间，全忘了。"

一对年轻夫妇，他们的孩子在出生 40 多天时发现心脏里有个鸽子蛋大小的肿物，随着血流漂摆，一旦脱落，瞬间会导致整个肺动脉堵死，即急性肺动脉栓塞，孩子随时有致命危险。张辉劝说他们立即手术，但年轻夫妇没有意识到严重性，带着孩子回家了。随后，张辉又打电话苦口婆心进行劝导，从几十千米外追回了这个"小豆子"，手术很成功，孩子心脏内的炸弹拆除了，命保住了。

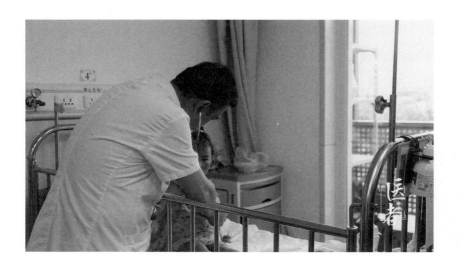

希望未来能有更多优秀的青年人学医

张辉自 1993 年从医学院毕业后就在北京安贞医院从事小儿外科专业工作，22 年后，也就是 2015 年，他来到了首都儿科研究所。北京安贞医院是一个成熟的平台，张辉可以心无旁骛地专注于自身专业。而来到首都儿科研究所之后的他，面对的是刚成立的科室和一个全新的团队。

彼时，从事心脏外科专业近 30 年，参与手术上万台，张辉的焦虑除了来自无影灯下与病魔的近身搏斗，更源于对未来的核心构想。

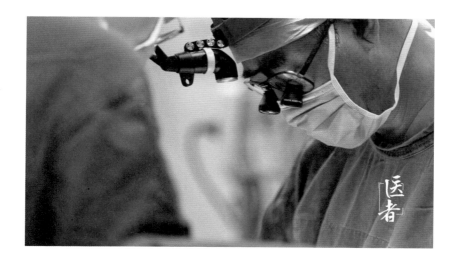

心脏外科不像其他科室，它最大的特点就是需要集团作战，更何况他们面对的大多是年龄不超过 1 岁、体重 10 千克以下的"小豆子"。越小的"豆子"，越需要高水平的团队保证。因为活命的机会常常就在于是否能够一次住院、一次麻醉、一次手术解决多个问题。除了麻醉、体外循环、护士、监护室，还包括输血科、检查科室、超声、

CT、核磁、胸片、心导管检查，每一台高难度的手术，都要惊动不同科室的众多人手。

张辉说："刚来这里时，我作为主任带领的全是最年轻、最底层的住院医生。正常来说，整个科室架构应该是一个金字塔形，而我们的团队只有尖顶加底层，缺少成熟的中间层，所以很多事情就只能全由我一个人干。"这其中的压力和工作量可想而知。

"做小儿心脏外科的医生，需要一步一步付出很多努力才能取得一点成绩。培养一个成熟点的中间层的医生，跟养孩子似的，要慢慢来，怎么也得 8 ~ 10 年。"

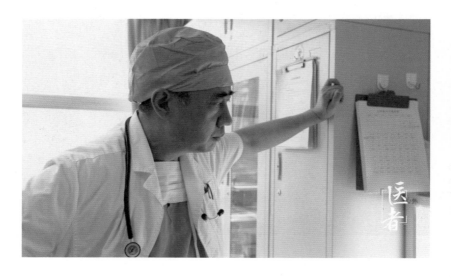

对于张辉来说，换作以前，成就感可能来自"我做一个手术，你看做得多漂亮，这个患者情况这么复杂，你看我做得多好"。未来的他则希望自己最大的成就感在于"我能带一批人，等我退休或者多少年之后，甚至我们没了，这个团队还在"。

在首都儿科研究所工作的几年中，张辉时不时会碰到拿着锦旗、家乡土特产前来表达感谢的家长，有的甚至是已经出院了很久，他几乎快要忘记的"豆子们"。

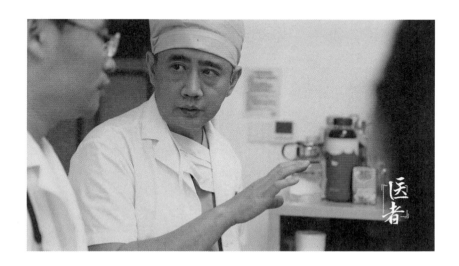

有一位来自蒙古的孩子专程来中国治病，痊愈后用英语写了感谢信裱在镜框里。

有一对夫妇，孩子经全力救治还是不幸离去，在这最为悲痛的时刻，他们依然在一个回家前的雪夜，向所有医护人员鞠躬表达感谢……

张辉办公室墙上很显眼的位置，挂着一幅 16 寸相框大小的画，这是一个 5 岁"小豆子"的作品。那天她来医院进行术后复查，羞涩地拿出这幅画，说是送给张辉的礼物，以报答他的"救命之恩"。画上是一只色彩斑斓、活泼可爱的小鹿。其实，这并不是一张"画"，而是手工贴，用几千片直径约 2 毫米的彩片粘贴而成。张辉不知道这幅"画"要花费"小豆子"多少时间和精力，她在作画的时候是何种心情。但他能想象到"小豆子"作画时专注与执着的样子，甚至脑海中会依稀浮现出"小豆子"时不时揉一下干涩眼睛的画面……

……

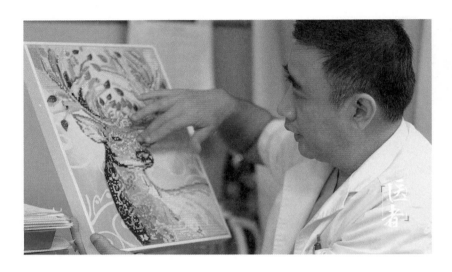

　　"想想当时小豆子们生病的时候，一个个都那么弱小。多少年之后，那些鲜活的生命带着他们的家人过来看我……那种成就感是任何其他职业都给不了的。所以，我还是希望未来能有更多的优秀青年人学医。"

结语

张辉从 2015 年组建心外科，前后总共招募 9 人，而正是这 9 个人的团队，迄今共救治了 1100 个孩子。

张辉说："我的 1100 个'小豆子'教我时刻记得'感恩'二字，它不能因为忙碌被遗忘，不能因为习惯变麻木，更不能因为失败而逃避。生活从不会静止在失败或成功这两个极点，它是在这两岸之间翻涌、湍流、奔腾的河流，我们努力朝着另一岸摆渡，有时逆流，有时顺流。"

"要努力地把患者治好，无论他有多难，无论你要付出多少，要冒多大的风险，我觉得这才是一位合格医生的标准。可能我的技术力量、我的专业水平、我的认知没有达到最高峰，没能把所有患者抢救过来，但是至少我对每一个生命都要努力到最后一刻，决不放弃。"

义而美

因追求生命大义

而不断追求生命之美，

是为医者

第四章

追寻亡者，为了给生者一个奇迹；

正视死亡，为了获得生命的勇气。

守在患者的床边，人心才是天地。

医者的美丽，源于一种大义，

惠泽苍生，清泉一滴，厚德济世，生生不息。

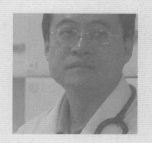

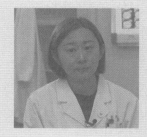

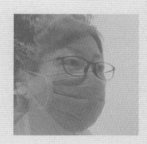

04

医者

守在患者床边，我心里才踏实

曹彬

医者 ｜ 曹彬

主任医师，教授，博士研究生导师

中日友好医院副院长、呼吸与危重症医学科主任

国家呼吸医学中心副主任

中国医学科学院呼吸病学研究院副院长

教育部长江学者特聘教授

国家杰出青年科学基金获得者

国家科技创新领军人才

中华医学会呼吸病学分会候任主任委员

"国际流感和呼吸道病毒感染学会 (ISIRV)"抗病毒小组 (AVG) 委员

Clinical Respiratory Journal（《临床呼吸杂志》）副主编

曾荣获 2020 年全国抗击新冠肺炎疫情先进个人、2020 年全国创新争先奖、

2018 年杰出呼吸学术贡献奖、2017 年国家科学技术进步奖（特等奖）、

2014 年吴阶平－保罗·杨森医学药学奖等

长期致力于急性呼吸道感染及新发突发呼吸道传染病关键科学问题的研

究，率先提出"病毒性感染中毒症"概念，对严重病毒感染救治具有重

要价值；牵头制定中国肺炎和流感诊疗指南，参加制定 WHO 新冠肺炎

指南

守在患者床边，我心里才踏实

导语

应该时刻意识到，在我们的周围和机体内都有其他生命体与我们共存。

人类与微生物的斗争，注定会无止境地持续下去。而每一次大规模的胜利，都要以鲜血和生命为代价，无一例外。比如，2003 年的 SARS。

这场发生在 18 年前的大规模病毒侵袭，让每个中国人至今难忘。最终我们战胜它的代价，是 919 条生命的离去。当时，作为北京协和医院第一批医疗组派遣成员的曹彬和来自其他医院的战友们一起奔赴一线。也正是从 SRAS 结束的那一刻开始，他走上了与微生物正面交战的逆行之路。

面对病患，我常常如临深渊

人类历史上的6次流感大爆发：西班牙流感、亚洲流感、香港流感、美国"猪流感"、俄罗斯流感、2009甲型流感，每一场都是灾难性的。在这个过程中我们清醒地认识到：猝不及防的病毒、变幻莫测的细菌，这些无处不在的微生物可以野蛮生长，更可以给人类以致命一击。它们是中日友好医院呼吸与危重症医学科病房里永恒的敌人。

曹彬作为呼吸感染研究领域的专家，每天都要接触很多这样的患者：发热、咳痰、憋喘……这些症状听上去像是一场重感冒，实际情况却远比感冒严重得多。如果在有限的时间内无法查明病因，给予有效治疗，有些患者将会付出非常惨重的代价，甚至死亡。而致病的真凶有可能是细菌、真菌或病毒，它们存在于我们所在的每一个空间，随时准备出击，医学上把它们的进攻手段称为感染。

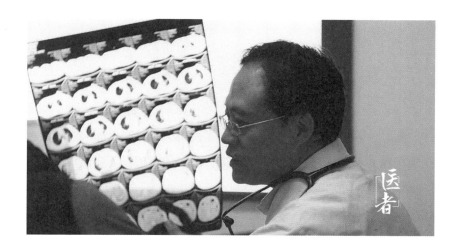

曹彬说："我们面对的是侵入到我们机体当中的一些病原体，如果不把它们找出来、清除掉，那它们就把我们消灭掉了，就是这么简单的一个生存逻辑。"

刘淑琴，内蒙古赤峰人，大约 20 年前，她因为严重的肺脓肿切除了左肺上叶，医生在切除的肺组织里发现了一种原本普遍存在于土壤和水环境中的细菌——奴卡菌。奴卡菌并不罕见，但罕见的是它能造成人的感染。

当年的刘淑琴并不清楚自己是如何感染上奴卡菌的，并因此失去了一片肺叶，更没想到这一次它卷土重来，而且来势汹汹。唯一的儿子放下手中的工作，陪着母亲开始一次次地往返于北京和赤峰，希望能找到解决方案。

由于刘淑琴的病情反复多年，又长期服用药物，曹彬综合分析后有了新的推测，他第一时间安排刘淑琴去做痰标本的培养，希望尽快得到答案。

刘淑琴的病原检测结果显示，她感染的除了奴卡菌，还有在自然界广泛分布、在土壤中最常见的铜绿假单胞菌，这两种细菌形成的混合感染让医生有些头疼。

同时，奴卡菌病原体的培养遇到了困难。虽然提示奴卡菌感染，但实验室并没能培养出合格的奴卡菌，此时的曹彬需要谨记八个字："如临深渊、如履薄冰"。

"如果把细菌作为一个主角的话，它获得了生存的能力，这个能力使得它产生了耐药性。所以说我们需要不断去了解对手，了解它是否已经获得这个能力、是否对我们现在使用的药物产生了耐药性。"

一位 14 岁的小姑娘因患有再生障碍性贫血，一年前成功进行了骨髓移植，几天前却突然出现了严重的呼吸困难。当时她的体重只有 40 斤，寻常的支气管镜检查对于她来说是一次冒险。相对于其他医生的保守治疗，曹彬却坚持立刻做支气管镜查明原因。

69 岁的老赵七个月前在酒店里不小心摔了一跤，当时只顾庆幸没有骨折，没想到一个半月后却一直被胸腔积液的问题困扰。再加上年龄因素，曹彬隐隐感觉情况有些棘手。

胸腔积液引流不畅也许是反复发烧的原因，曹彬决定再次引流。第二天，老赵在引流出近 700 毫升的胸腔积液后退烧了。曹彬认为这个时候应该继续进行胸腔镜检查，这样既可以观察到胸腔内胸膜的情况，也可以直接取病理进行化验。对于曹彬和老赵来说这是目前最好的选择，查出结果，曹彬心中的石头可以落地，老赵可以对症治疗，出院的日子就不远了。

刘淑琴很快就出院了，经过两次支气管镜吸痰，她的症状明显减轻，她终于可以拿着有效的治疗方案回家了。

但是那位 14 岁的小姑娘却远没有这么幸运，虽然曹彬已经通过病原检测发现造成小姑娘肺部感染的真凶：一种非常罕见的非分支结核杆菌和 EB 病毒，但此时小姑娘的多脏器已发生衰竭。

寻找解药的故事："人民的希望"在哪里？

2020 年初，新冠疫情爆发，SARS 之后攻坚备战 17 年的曹彬也迎来了一场大考，作为瑞德西韦中国临床试验负责人，他写下了一个艰辛的寻药故事。

2020 年 1 月 24 日，受科技部委派，曹彬带领团队在封城后第二次进入武汉，承担临床科技攻关任务，配合国家卫健委临床救治专家组实现临床科学救治。从领受任务的那一刻起，曹彬每时每刻面对的都是严峻的考验。

除了重症救治，曹彬的主要任务就是找药。在高度紧绷的时刻，任何风吹草动都会引发意想不到的蝴蝶效应。抗病毒药物被广泛关注的背后，是群体性的焦虑和人们对特效药的渴求，而一种叫作瑞德西韦的药物，将这种情绪带到了巅峰。

瑞德西韦，一款并未上市，仍处于临床试验阶段的新药，直到《新英格兰》杂志报道美国首例新冠肺炎确诊病例，在接受瑞德西韦静脉输注后，症状得到明显改善才迅速被大众知晓。瑞德西韦在对抗 MERS 等冠状病毒的小鼠实验上，表现出色，且通过了人体安全试验。中国第一时间做出反应，2020 年 2 月 2 日，国家药品监督管理局药品审评中心正式受理瑞德西韦临床试验申请，并在 48 小时内紧急审批通过。2 月 4 日下午，一批搭载美国联合航空不远万里而来的特殊药物在北京海关通关，瑞德西韦即将参与在中国开展的两项临床试验，确认其能否抵抗正在肆意蔓延的新冠病毒。

直接进入三期临床试验，已是疫情下的应急之策，一旦试验结束，如能拿到预期的有效证据，则意味着瑞德西韦将作为治疗新冠肺炎的特效药，直接大批量投入临床救治。很多媒体当时对瑞德西韦的报道都用到了这五个字眼——人民的希望。

2020 年 2 月 5 日下午，王辰、曹彬团队在武汉市金银潭医院宣布启动瑞德西韦治疗 2019 新型冠状病毒感染研究。计划入组轻、中症患者 308 例，重症患者 453 例，总计入组患者 761 例，于 2020 年 4 月 27 日正式揭盲。武汉 10 余家处在疫情风暴之眼的当地医院共同参与，一项声势浩大的随机双盲对照试验在中国展开，这也成了全球首个针对治疗新冠肺炎"种子选手"瑞德西韦的临床试验。

随机双盲对照试验是一种对医疗卫生服务中的某种疗法或药物的效果进行检测的手段，其基本方法是，将研究对象随机分组，对不同

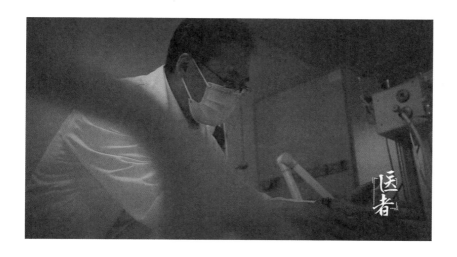

组实施不同的干预，以对照效果的不同。在此过程中，研究者和患者都不知道患者被分在哪一组，也不知道何组接受了试验治疗，这被公认为是评价干预措施的金标准。迄今为止，任何一项能够用于治疗的安全药物都需要经过严格的测试，能够为测试的科学性保驾护航的两大因素，就是双盲试验和随机对照。但这需要耐心、时间和足够的样本量。而随机双盲对照试验在疫情非常时期启动，极有可能面对的问题是：无法在有限的时间内收集足够的样本量。

由此我们大概可以感受到疫情期间这位备受关注的瑞德西韦中国临床试验负责人身上所承担的压力。他数次哽咽，并表示："2020年对我影响很大。那时候大家心里想的、嘴里说的，就一件事，神药、神药、神药！任何一个做研究的人，都希望自己研究的药是特效药，我想没有任何人比我更急于知道结果！但是，我们对这个疾病了解得还不够。"

曹彬回忆当时的情形说："当时启动瑞德西韦的时候，对这个药真是寄予厚望，认为我们只要拿出足够的证据，这个药就能够成为治

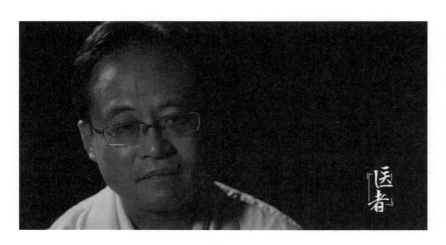

疗新冠肺炎的一个特效药。"

在这场异常惨烈的疫情面前,特效药的含义不再仅限于治疗患者,它被扩大到社会层面,成为整个中国急需的一枚"解药"。很快,就有人质问曹彬:"别人观察两例就知道效果,你都观察一二百例了,怎么还不公布结果?"曹彬数次激动地袒露心声:"对不起,这是随机双盲对照试验啊。在不应该揭盲的时候揭盲,这个试验就失败了。最大的压力就在这儿!"同时,他又痛心疾首地指出:"需要怀疑!千万不能听说某种药有效,就给患者进行普遍临床应用。作为一个受过医学训练的人心里一定要清楚,贸然用药是很可怕的一件事情!"

前车之鉴,犹在眼前。1961 年,一种曾用于妊娠反应的药物"反应停",导致了成千上万的畸胎,受药物影响的孕妇生出的婴儿没有手臂和腿,手直接连在躯干上,形似海豹。这些被称为海豹肢的畸形婴儿,死亡率达 50% 以上。当人们发现这种畸形婴儿的大概率出现与母亲在孕早期服用的一种药物有关时,"反应停"已经上市 4 年。这款号称无毒副作用的药物在上市前,只做了 300 人的临床试验,流通期间却造成了上万例婴儿畸形,成为迄今为止人类历史上最大的用药灾难。

然而,由于武汉疫情迅速得到遏制,这两项试验因入组停滞,不得不提前终止。最终重症组招募到 237 人,达到中期分析样本量,经研究分析,未观察到瑞德西韦联合标准疗法与标准疗法相比有统计学意义上显著的临床获益。一时间,舆论哗然。瑞德西韦,这个"人民的希望",未能逃脱历史的定律——从没有一款特效药是在疫情爆发期间被发现的。曹彬坦言："我们最后知道的是什么？苏格拉底有一句名言，'I know that I do not know（自知无知）。'"是的，在这场突如其来的"大考"中，曹彬保持了高度的清醒和理性。他所有的答案都只基于一个起点，那便是对文明的敬畏，对生命的渴求。

曹彬在离开主战场金银潭医院之前，曾与院长张定宇、副院长黄朝林小坐。在张定宇谈及曹彬对患者的关照给自己留下深刻的印象时，曹彬忍不住恸哭。曹彬曾说："治愈对自己很重要，但是在这场无情的灾难面前，个人的力量显得如此渺小。"

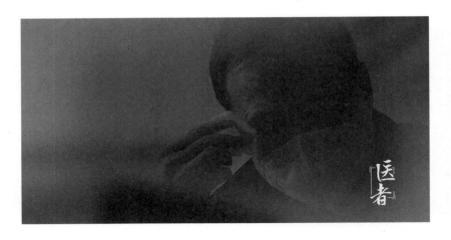

知道医生是怎么给患者带来希望的吗？在曹彬看来，守在患者的床边，回应患者的诉求，充分感受患者对医生的依赖，以及患者得到医生安慰、照顾后的喜悦与满足，便是一种希望。"没有特效药，我们就不能帮助患者了吗？医者对患者发自内心的关爱与照护，难道不是'特效药'吗？"也许，左手科学、右手人性的交锋，将伴随每一位医者的职业生涯，它们终会在某一天，达成和解。

在"读秒"的生命里，做更有意义的事

曹彬曾说："活着是最大的成就。人活着本身就不容易，特别是我在经历 SARS 时，我妈因为担心我，不到 2 个月瘦了 10 斤；特别是当我们医生面对一些重症病患，能够体会到患者自己和他的家庭在面对疾病和死亡时所承受的痛苦，这些都让我能真真切切感受到活着是多么不容易的一件事。"

闲暇时间，不爱热闹的曹彬喜欢独处，静下心来深入思考一些哲学问题。他曾在一篇文章中写道："每一个人的生命，都是可以用天、用秒来计算的。每一个婴儿，从他哭着来到这个世界的那一刻，就开始了一生的读秒。细想一下，我们的生命其实是有限的，我们存活在这个世界上的时间是可以用天、用秒计算出来的。在我们有限的、读秒的生命里，努力学习，获得帮助别人的能力，做一点能帮助别人的事情，这应该就算是有意义的生命了吧？"

而之所以会选择当医生，曹彬说："是因为妈妈认为我从小就比较善良，爱帮助别人，这种性格比较适合当医生。再者在妈妈的想法中，掌握一门技术比较可靠。"

病原体、流感、肺炎这些是曹彬再熟悉不过的名字，也是他压力的来源。曹彬坦言："最大的压力就在于并不是所有的感染都能及时找到原因，比如现在流行的新冠肺炎就是由一种新发的病原体引起的，以前没有人报道过，所以第一例确诊非常困难。没有相应的经验、技术，就需要通过很多科学家不懈地努力才能确定。"

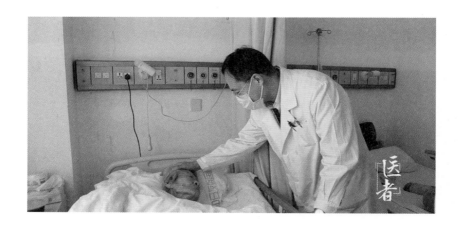

可以肯定的是，这将是一场持久而艰难的战役。"可以想象在未来的 10 年、20 年、50 年，一定还会出现更多的新的病原体，且发现它们有可能需要我们付出很大代价。虽说很难预测，但是我们必须从疾病发病规律、新的诊断技术、新的药物研发、医院的应对体系等方面做好充分准备。"

与微生物交手这么多年，曹彬坦言："我最大的体会就是微生物太复杂了，我们了解的仅仅就是一点点。第一因为现在我们技术还比较落后，第二因为微生物种类千变万化，导致人体因此所患的疾病也极为复杂。那些病原体仿佛还在嘲笑我们，你看你用那么多药对我们一点用没有。所以，这是一场看不见的、很残酷的斗争。"

"当我还是年轻医生时反而相对更自信一些，随着收治的患者越来越多，研究越来越深入，就觉得自己所知道的越来越不足。这就是人成长的过程。"正如古希腊著名哲学家芝诺所说："人的知识就好比一个圆圈，圆圈里面是已知的，圆圈外面是未知的。你知道得越多，圆圈就越大，同时你不知道的也就越多。"

结语

有人问曹彬："有动摇过从医的初心吗？"他很肯定地回答："没有。到目前为止，我从来都没有觉得当医生不好。我只有在给患者看病时才觉得自己被认可，才有成就感。作为医生，通过自己的努力给予别人活下去的希望，我自己的生命也有了意义。"

有同仁这样评价曹彬："他把抗生素的使用技术做成了艺术。"

曹彬始终谨记导师朱元珏教授多年前的一席教导："医生学习要在患者床边学，在患者的床边遇到问题，看书、看文献，请教老师，然后再回到患者床边去解决问题，只有这样，医生的水平才能真正提高。"

在他看来，这辈子要做的无非就是：守在患者床边，发现问题，钻研问题，解决问题。短短十八个字，情愿为之奋斗终生。

医者

你愿意捐献你的器官吗？

上 王璐

医者 | 王璐

北京佑安医院副主任医师，医学博士，医务处副处长

北京佑安医院器官捐献协调员

北京医学会器官移植分会第六届委员会委员

中华医学会器官移植学分会第七届委员会器官捐献学组副组长

中国医师协会器官移植分会器官捐献专业委员会委员

北京医师协会器官移植专科医师分会理事

北京市团市委宣讲团团员

"中国网事·感动 2017"年度网络人物

你愿意捐献你的器官吗？

导语

有人说，人会经历三次死亡：第一次，是在身体机能停止运转的时候，在生理上宣告了死亡；第二次，是在别人来参加葬礼的时候，在社会中宣告了死亡；第三次，是当世间再没有人惦念的时候，真正的死亡才最终降临。

而器官捐献，让人有了除此之外第四种可能——不仅被人铭记于心，还"烙印于身"。由此我们知道了，在死亡留给人们最狭小的可能性空间内，依然有人在努力地为别人留下生存的机会。

2010年3月，我国正式启动人体器官捐献试点工作，"器官捐献协调员"这一职业也随之诞生。北京佑安医院的王璐正是北京第一个器官捐献协调员。

有人选择用这样的方式面对死亡

我们听说过一个词——"向死而生"，它告诉我们该如何面对无法避免的死亡。

叶沙，一位热爱篮球的16岁少年，因突发脑出血不幸离世。但是他的心脏、肝脏、肺脏、左右肾脏、左右眼角膜，却让7个人重获新生。这些迎来逆转的人们自愿组建了一支名为"叶沙"的篮球队，并走进WCBA（中国女子篮球联赛）赛场，替叶沙实现了生前的梦想。叶沙和他的家人选择用这样一种方式，让死亡变成了一种生命的延续。

在北京佑安医院，这样的故事时常上演。

王建国，51岁。因突发自发性脑出血，抢救无效，成为北京佑安医院第96例器官捐献者。

捐献手术开始2小时后，王建国的肝脏被成功取出。8小时之后，肝脏移植成功，他让一位晚期肝癌患者获得新生。而这一天，恰好也是王建国的生日。

明明，6岁。颅咽管瘤术后出血，作为潜在器官捐献者转至北京佑安医院。器官捐献协调员王璐和明明的奶奶沟通器官捐献事宜，奶奶说，我们还是想尽力治一治，如果不行的话，那就让别的家庭少点痛苦。

当天夜里，明明的心跳停止，器官捐献手术接力进行。6岁的孩子，留下了两个肾脏和一对角膜，成为北京佑安医院10年来的第98例捐献者，也是最小的一位器官捐献者。

……

医生的使命是维护病人的生命质量。这里包含两层意思：让病人尽可能免除疾病的困扰，以及维持足够的活力及能力去积极生活。

但是有一种医者，他们仿佛置身于河流的两端，渴望"摆渡"生死，他们就是器官捐献协调员。常常有人把他们比喻成一座桥梁，连接着死亡和新生，绝望与希望。

但是直到今天，依旧很少有人知道，在中国的医院里有这样一份职业存在。

人体器官捐献协调员的具体工作是什么？

在人之将死时，或刚刚去世的极短时间内，与悲痛的家属沟通器官捐献事宜。如能获得家属同意，办理完手续后，他们需要对器官进行检查，对受体负责，然后登陆器官匹配系统，按地域优先原则自动匹配受体。72 小时内移植将迅速进行，如果一切顺利，另一条生命将得以挽救。

这样的人体器官捐献协调员，王璐做了 11 年。

"我们都知道这件事很难，但也要有人做"

王璐从小就立志成为一名医生，她认为医生是一个奉献大于收获的职业，而这种奉献精神能带给自己更大的价值和成就感。

1998 年，王璐从新疆乌鲁木齐第一中学毕业后，独自踏上了去东北白求恩医科大学（现为吉林大学白求恩医学院）的求学之路。7 年本硕连读毕业后，她来到了北京佑安医院肝移植中心的 ICU（重症监护室）工作——那是一个死神随时有可能降临的地方。在 ICU 里，王璐主管的大多是肝硬化或者肝癌晚期患者，他们中只有极少数有机会进行肝移植的患者能够活下来，而更多的年轻生命可能"消失"在无尽的等待中。

是的，进行器官捐献的人听起来好像不少，但事实是，还有更庞大的群体在期盼着一个活下去的机会。

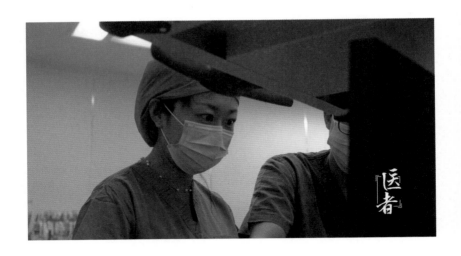

　　2015 年 1 月 1 日起，我国全面停止使用死囚器官作为移植供体来源。公民自愿逝世后捐献器官，成为器官移植的唯一渠道。每年等待器官移植的患者突破 100 万，而器官捐献者却只有不到 2 万，这意味着，每 50 个患者中只有 1 人有机会得到健康的器官移植。

　　看着 ICU 里在死亡线上徘徊的重症患者，除了尽力治疗，王璐一直想为他们做点什么。

　　2010 年王璐选择率先投身器官捐献事业，成为这一领域的拓荒者。

　　从踏入这一行业的第一天起，王璐就面临着中国人体器官捐献领域的空白和各方面的压力，也挑战着中国"身体发肤，受之父母"的传统观念。王璐发现自己做什么都好像是错的。面对亲人刚刚离去的患者家属，王璐的出现是令人反感的；面对等待捐献的患者，王璐的迟疑是让人气愤的，经常"开口时就预感会被拒绝，但压力再大，被拒绝再多次，还是要开口，因为问出去了也许就有人有机会活下来"。

就在这样的矛盾、纠结中，北京佑安医院器官捐献办公室迄今完成了 400 多例器官捐献，捐献出大器官将近 1300 个，也就是说，挽救的病人将近 1300 人。而在此过程中，北京佑安医院的协调员也从王璐一人的单枪匹马，变成了 9 个人的团队作战。在王璐和团队的探索下，北京佑安医院器官捐献的流程越来越完善和科学，目前整个流程共 22 个环节、12 组人，基本上每个环节都有专人负责。

器官捐献和移植是一项难度相当大的医学行为，可以说，从潜在捐献者的发现到器官的成功捐献，之间障碍有千万重——"这件事情的成功率很低"。

"脑死亡的患者在某一个很窄的时间窗内，他的器官是有活力的。

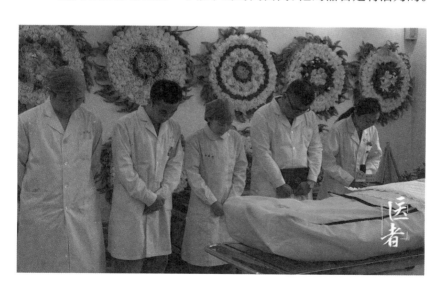

在这么短的时间窗内，既要获取患者家属的同意，还要走完所有的手续流程"，难度可想而知。有时候，是患者家属的犹豫；有时候，是得知消息时已经太晚；有时候，是眼看着患者病情持续恶化而无能为力；有时候，也许仅仅是因为路途中一个红灯的变化。据统计，2018年王璐共接收到2000多条自愿捐献的消息，但是最终只成功了20例，成功率约为1%。

"这件事情本身就很难。你要把一个生命的一部分留在这个世上，这是在续命——把一个人的器官续到另一个人身上。"哪怕只有百分之一的希望，王璐和她的团队也要倾注百分之百的努力。

也正因为如此，器官废弃往往会给协调员带来很大的打击。"我们忙了那么久，从初次接触到慢慢认识，到捐献者家属愿意坐在那听我说话，到最后接受我的观点，同意器官捐献。同时我们也投入了医疗资源去救治，到最后的时候却捐献不了。我们已经尽了百分之二百的力量，最后还是没有留住这个器官……"

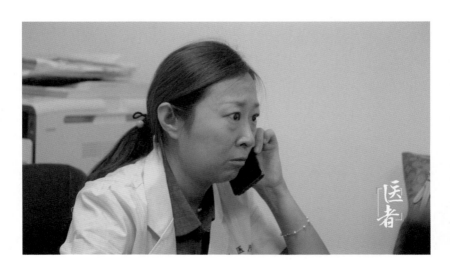

王璐需要时常鼓舞她的团队，让这些器官协调员们能鼓起勇气面对下一个捐献者。她经常这样安慰他们："我们问心无愧，我们把能做的都做了，我们争分夺秒、不惜代价地去维护这个器官，就够了。"

"我帮助了他们？不，是他们净化了我"

"我也曾经想过很多次。面对捐献者的时候，我应该怎么说，我该怎么介绍我自己，我该怎么开口提出器官捐献这件事情——但是有一天她就这么来了……"

2012年春节，一位11岁女孩来北京与打工的父母团聚时遭遇车祸，造成严重的脑外伤。因伤情严重，女孩于15天后失去生命体征，全脑死亡。

王璐说："我站在ICU外面，看着她爸爸妈妈哭得撕心裂肺，我之前做了那么多的准备，怎么做介绍之类，都用不上。在他们情绪如此悲痛的情况下，我怎么去开口……我当时只是到ICU里，再一次翻看了她的病历，所有的结果都显示这个孩子已经全脑死亡，她不会再醒来了，其实我也挺难过的。最终我站了一上午就走了，我想怎么样都可以吧，我当时也不太想让他们捐献了……"

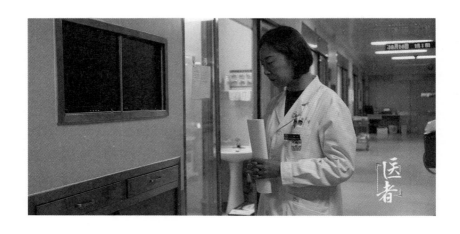

　　转机发生在女孩去世后的当天下午，她的爸爸找到王璐说："王大夫，我的孩子一直都特别喜欢北京，我们想把她留在北京。失去孩子的感觉太痛苦了，我不想再让别人家经受我们家这样的痛苦。我的孩子养这么大了，我不能让她白来一趟，要留下一些东西，救救别人家的孩子，给我们家也留个念想。再有医生和护士帮了我们这么多，我们就算是回报社会了。"

　　王璐心想：好吧，孩子，虽然我们不能救下你的全部，但我们希望能留下你的一部分！

　　在王璐的统筹安排和协调下，北京佑安医院实施了当时北京市的第一例器官捐献手术。最终，女孩给9个陌生人献上了生命的礼物。她的肝脏挽救了两个患有先天性胆道闭锁的孩子，她的肾脏挽救了两个患有尿毒症的孩子，她的心脏挽救了一个患有先天性心脏病的孩子，她的两叶肺脏挽救了两个呼吸衰竭的孩子，她的眼角膜让两个从来没有见过光的孩子有机会感知这个世界的色彩。从此，等待这9个孩子、9个家庭的将是崭新的生活。

这是王璐的第一个案例，是她从事器官捐献协调员这个特殊职业的开始，也是中国器官捐献行业的艰难起笔。

关于这个案例，还有一个插曲令王璐至今记忆深刻。当时小女孩的妈妈哭着对王璐说，孩子一直要求过年前买条红裙子，都没有给她买成。所以那天安排完所有的事情，王璐就穿着手术服，裹着棉大衣，打车去市场给女孩买了一条红裙子。手术之后，王璐给女孩穿上红裙子，梳好头发。妈妈看到被推出来的女儿，一下就抱住了王璐，使劲地哭，一个劲儿地说"谢谢"。

但王璐说："我有什么可感谢的呀！他们在一无所有的时候，还把他们仅剩的东西捐献出来，去帮助别人。是我在帮助他们吗？不是，是他们净化了我……我发现我的工作重心不在于我拯救了多少病人，而在于我有没有帮助器官捐献者的这些家属去完成他们的心愿，我有没有尽力去做好。"

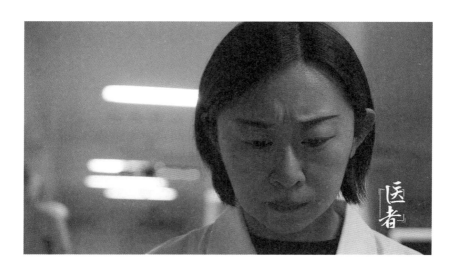

这份工作让王璐遭受了很多的不理解，甚至白眼，这些王璐都可以忍受，最让她心痛的，恰恰是悲痛的患者家属含泪对她说的那句"好，我愿意"。

王璐说："这个时候，我真的很难过，因为接下来我会跟他们一起去面对这场死亡，我会体会到他们的悲伤，他们的难过，也只有我这么用心去体会，我才可以帮他们去完成心愿。"

虽然总会有遗憾，但北京佑安医院至今完成的100多个成功案例中，每一例捐献者的家属都对协调员们的工作表示满意。"因为他们能感觉到我们是和他们站在一起的，我们是在尽力帮他们实现愿望，尽力去做好这件事情。"

总有人问王璐，作为协调员自己是否需要心理疏导。王璐说："我觉得不需要。尽管这个职业不得不时常见证那些不幸家庭的生离死别，但同时也见证着无数可歌可泣的人间大爱。"

"星星之火，可以燎原"

"一个人活着的意义，不能以生命长短作为标准，而应该以生命的质量和厚度来衡量。"这是29岁的北大女博士娄滔患上"渐冻症"后留下的感悟。她最后的愿望，是去世后将能用的器官捐献出来。

2015年，歌手姚贝娜去世后成功捐献眼角膜，让器官捐献更多地被大众关注。眼角膜受捐者的母亲以及姚贝娜父母等，均签署了器官捐献同意协议书。

2010 年前后，我国公民逝世后捐献的器官占器官来源总量的比例几乎为零。但截至 2018 年 9 月 16 日，中国已成功实现器官捐献 19 522 例，器官捐献 55 446 个，有 629 709 人登记成为器官捐献志愿者。2017 年，中国人体器官捐献管理中心通过官方微信公众号向公众发起的问卷调查中，参与调查的 3 829 名用户，其中有超过 98% 的人表示愿意捐献器官。

从这些数据可以看出，大众对于器官捐献的接受程度正不断提升，当然，所有的进步都离不开像王璐这样的器官捐献协调员的努力。

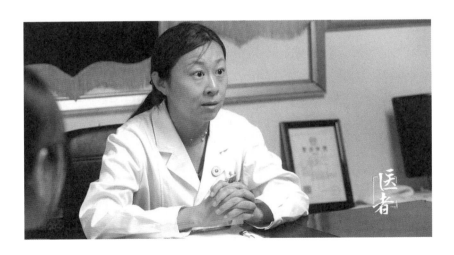

在器官捐献协调员之外，王璐其实还有另外一个身份，她是首都医科大学的一名讲师。她从教育方面入手，普及器官捐献的理念。她告诉自己的学生们，这个世界上有器官捐献这样一件事，有器官捐献协调员这样一群人。

2016 年，王璐最开始向学生们提及这一话题的时候，她做了一个小小的试探，她让愿意捐献器官的人举手，结果全班同学都举手了。她说："当时就特别震惊地站在台上，因为那种感动真是突如其来的，这么多人都接受了，这么多孩子都接受了，他们是医学生，将来他们会成为医生，他们会把这些理念继续传播出去，传播给他们的同事，他们的患者。"

除了工作中必需的场合，王璐还做了很多其他的尝试。比如，走进社区做宣讲活动，她认为："星星之火，可以燎原。只要坚持做下去，知道这件事的人就会越来越多。"

而最让王璐坚信器官捐献这项工作一定会做好的，是原国家卫生计生委推行的中国人体器官分配与共享系统。该系统严格遵循器官分配政策，实行自动化器官匹配，以患者病情的紧急程度和供受体器官匹配程度等国际公认的医学需要、指标对患者进行排序，通过技术手段最大限度地排除和监控人为因素的干扰。

器官捐献还采取双盲原则，捐献者与接受者双方不见面，甚至连名字都不知道。输入捐献者信息自动匹配受体的整个操作过程中，王璐能够看到的只是一个分配编号。

"我们分配的不仅仅是一个器官，而是一个活下去的机会。谁能得到这个活下去的机会，不是我王璐说了算，更不是移植医生说了算，而是由科学来决定。有这样一套公平、公正、公开的系统和流程，我相信人体器官捐献这项工作一定能做好。"

结语

作为凡人，我们终将与肉体告别。当我们走向终点，个体价值逐渐丧失时，如何实现优雅跨越？

如果通过器官捐献的方式，让身体的一部分替你继续活在这个世界上，未尝不是一种幸运。

一对眼角膜、两个肾脏、一个肝脏、一颗心、两叶肺、一个胰腺……一个人可以捐献出的器官，可能让 9 个人得以重生。

所以，如果有一天，当死亡不可避免地来临时——

你愿意捐献你的器官吗？

医者

走到生命尽头，你依然是那么重要

宁晓红

医者 ｜ 宁晓红

北京协和医院老年医学科副主任医师

北京协和医院安宁缓和医疗组组长

中英联合 QELCA（全民生命末期品质照护培训）培训中方执行主席

中国老年保健医学研究会缓和医疗分会副主任委员兼秘书长

北京协和医学院《舒缓医学》课程负责人

北京生前预嘱推广协会专家委员会成员

曾荣获 2017 年荣耀医者"人文情怀奖"，被评为《南方人物周刊》2016
年度"中国魅力人物"

主要从事肿瘤学、临床医学、缓和医疗、安宁疗护等相关领域的研究

擅长老年综合内科，老年实体肿瘤的内科治疗和临床决策；肿瘤患者的
症状控制；缓解患者及家属身体、心理和精神上的痛苦

走到生命尽头，你依然是那么重要

导语

　　我们身处这样一个时代，医学技术大爆发创造出一个个生命奇迹，但科学的昌明依旧无法掩盖一个必然性事实的到来：死亡。

　　无论到达世界哪个角落，无论触及何种文化背景，死亡都让人难以启齿。而在中国关于死亡话题的忌惮更是早已刻入文化基因。但集体缄默并不代表思考的消亡，在追逐"永生"长达数千年的背景下，关于死亡以及如何走向死亡的讨论，声音虽微弱，却从未停止。

　　近年来，几乎是作为死亡对立面存在的医者，开始成为死亡话题的推动者。北京协和医院安宁缓和医疗组组长宁晓红就是其中极具代表性的一位。

我们究竟希望以怎样的方式走到终点

100 年前，那些向往着"七十古稀"的人们难以想象，如今这个拥有着超过 70 亿人口的星球，全球人均（预期）寿命已超过 70 岁。那么在这样的现实面前，对生命寄予更多渴求的我们在讨论死亡时，我们在讨论什么？

先来看几个故事：

一位癌症晚期患者，憋气得厉害，家属非常着急，决定气管插管。但插管后，为了缓解不适，患者会保持一种类似于麻醉的状态，再也不能和家人交流。这时家属们又陷入了另一种纠结，问可不可以把管拔掉。但是，插管是为了救治，再拔管是不是就意味着放弃？这对家属对医生来说都是一场噩梦。

——北京协和医院急诊科医生、安宁缓和医疗组成员　杜铁宽

我们究竟希望医疗带来怎样的结果？我们又是否有理由相信，自己真的能承受医疗选择带来的一切结果？

当我还是年轻住院医师时，最大的成就感是今天一晚上做了多少个深静脉插管，因为当时我觉得自己真的是帮到了患者。我记得，有一次我抢救一位血液科的癌症晚期患者，最后插管顺利完成了，患者的血溅了我一身。

——北京协和医院病房主管医生、安宁缓和医疗组成员　戴晓燕

对于医生来说是抢救成功了，但这真的是患者想要的吗？

一位妇科肿瘤晚期患者，预计生存时间以月计，因为心脏停搏被送到ICU，一停搏医生就将她电击回来。醒过来时老太太说："你们别再救我了，我真的非常痛苦，就让我走吧，我这一辈子干的都是好事，我觉得这样走很好。"可是她的儿女说："不行，大夫，你还是得救。我妈她说是这么说，她其实也想活。"反复的电击、停搏、电击，最后没有办法就放了永久起搏器，老人确实没有死于心脏停搏，而是在肿瘤恶化中耗尽生命。

——北京协和医院老年医学科医生、安宁缓和医疗组组长　宁晓红

当一个人走到生命尽头，需要依靠生命支持系统维持着毫无质量的生命状态，这时的他可否有自己决定生死的权利？如果他没有，那么谁有？

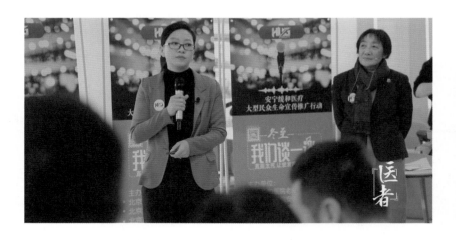

曾经有一位患者让我很揪心，她是一名医学院的大二学生，当时只有20岁，在意外查出癌症后，病情进展十分迅速，严重的肝功能衰竭让她失去了化疗的机会。她说："我想赶紧走。"我问她："你是有哪里疼或者哪里不舒服吗？"她说："没有，我就是受罪受够了，

我不想在这儿了，我想赶紧走。"

她的父母都不能接受她要离世这件事，所以她爸爸看到我们医护人员好像也做不了什么的情况下，就请了一些人来帮忙。比如有一次找来一个人给她捏脊，在她身上不停地捏啊捏，这孩子本来血小板已经很低了，捏得身上都是青一块紫一块的。她曾经跟我们的护理人员说："我现在一看到我爸爸进来，后边跟了个人就浑身发抖，因为我不知道他又找了什么人来对待我。"我觉得特别难过，但没办法，这是当时家属能想到的唯一方法。

——北京协和医院老年医学科医生、安宁缓和医疗组组长　宁晓红

我们真的知道患者的痛苦吗？如果不知道，我们又怎么帮助他呢？

外公离世两年了，母亲的悲伤却没有随着葬礼的结束而消失。就在早些天，她整理书柜时看到外公的照片，又默默哭了一场。在母亲心中，外公的离世是仓促而毫无准备的，即便在那之前，他已经卧床许久。

在外公生命的最后两年，脑梗后遗症逐渐带走了他的行动能力和表达能力。他经常费力地比画、艰难地开口，但在场的至亲，包括我，没有一人能明白他的想法。

外公离开后，母亲常常在夜里哭醒，她懊恼自己为什么要那么严格地限制外公的饮食。外公爱吃美食，尤其喜欢吃肉，但查出糖尿病后，他最爱的肘子和各类甜食，就再也没有出现在餐桌上。这也成为母亲心中的痛，如果早就知道生命即将走到终点，吃一些想吃的，又有何妨？

——纪录片《医者》导演　罗中苑

如果时间倒流，我们有没有另外一种选择和可能。如果未来已来，我们敢不敢直面死亡，好好告别？

……

恋生恶死是人的本能，没有人天生就知道应该如何面对死亡，医生也是。很多医生选择对死亡闭口不谈，只谈"怎么活"。专业的医生尚且有困惑，何况平凡如你我的普通人。

医学是人类善良互助情感的表达，当一切治疗手段都无法逆转结局，在医疗的尽头，我们还能做些什么？

安宁缓和医疗，让生死两相安

半个世纪以前，英国的医护工作者及社会工作者西西里·玛丽·桑德斯开创了现代临终关怀体系，她为生命末期的患者创办了一处容身之所——圣克里斯多弗安宁院。在这里，一切医疗行为不再以治愈疾病为目的，而是竭尽全力地为患者本人减轻身心痛苦，护佑他们的生命归途。这种体现着人道主义精神，以人为根本的崭新临床实践，被称为缓和医疗。这是她的名言：

> 你是重要的，因为你是你！
>
> 即使活到最后一刻，

你仍然是那么重要！

我们必须关心生命的质量，

一如我们关心生命的长度。

我们会尽一切努力，

帮助你安然逝去；

但也会尽一切努力，

让你好好活到最后一刻！

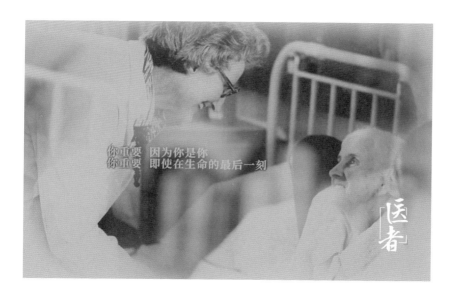

你重要　因为你是你
你重要　即使在生命的最后一刻

医者

　　1990 年，世界卫生组织明确提出了缓和医疗的 3 项原则：重视生命并承认死亡是一种正常过程；既不加速也不延后死亡；提供解除临终痛苦和不适的办法。

　　今天，越来越多的国家在医疗系统和医学教育系统中纳入了缓和医疗的教学、理念和做法。然而，我们对它依旧一知半解。

宁晓红讲了一位老人的故事，也许可以让我们更好地理解安宁缓和医疗：

　　这位老人喜欢大家叫她梅花K。在扑克牌中，梅花K代表着亚历山大大帝。相传，亚历山大在远征之前将自己的全部土地、牲畜、财产分给了子民，当被问到把什么留给自己时，这位年轻的帝王说："希望，我把希望留给自己。"

　　梅花k阿姨的故事要从3年前说起，那时，她正打算乘坐游轮出行，临出发前却查出了胰腺占位，医生建议她进一步检查确诊，梅花k阿姨却执意旅行结束再来面对。

　　我记得无比清晰，2018年10月10日是我第一次见到梅花K阿姨，她和家人正在纠结是否要手术。她所罹患的胰腺癌又被称作"癌中之王"，作为腹腔中最隐秘、累及血管和器官最多的脏器，胰腺的解剖结构最为复杂，术后并发症更为常见。手术或许可以延长生命，但是，也可能进一步加速死亡。

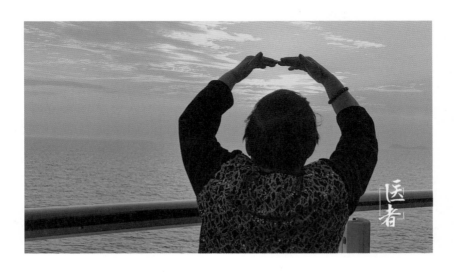

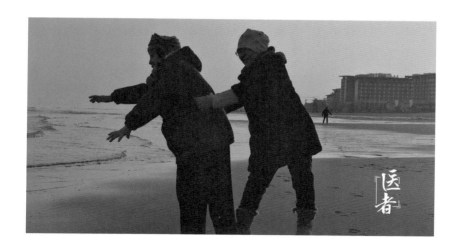

　　在我眼里，她跟别人不一样的是，她非常全面地了解自己的病，而且一直在主动提问，当时陪同她来的女儿只是站在边上。

　　我心想这位患者已经到胰腺癌晚期了，我做不了别的什么，但我觉得还是要帮助她走完最后这一段，我愿意成为她的依靠。于是我把手术怎么做，是多大的手术，化疗、放疗怎么回事，不做治疗会怎么样等一一详细讲给她听。然后问她："你希望我怎么帮助你？"

　　她问我："如果从现在开始我不治疗，我的生存期有多长？"

　　我说："一般来讲也就一年左右吧。"

　　她说："这一年我就按照我现在这样的方式生活不是也挺好吗？"

　　我说："你怎么选择都是正确的，因为你是把自己想要的生活和想要做的事都想好了才做的决定。"

　　走出诊室，梅花 K 阿姨不再急着决定是否手术，对于她来说，在有限的生命长度内，如何更好地享受每一天，才是最重要的事。

　　我再也不像以前一样，非常执着地劝说患者按照医生的意愿去做。我深深意识到：如果患者非常清楚自己想要的是什么，作为医生，只需要给他们最适合的帮助。

要不要电击、要不要按压、要不要插管，是医生决定、家属决定还是患者决定？我想说这个问题非常明确，听听患者自己的意见。其实缓和医疗就是一个谈论如何更好地面对死亡的学科，重要的是我们是否想到了终点。我们只知道肿瘤，知道死亡，知道孤零零的儿女，但我们不知道的是在患者面对死亡这件事情的时候，他们到底经历了什么。

所以安宁缓和医疗其实是给医护人员一个武器，这个武器不仅仅是新的药物和设备。

不谈痛苦、不谈尊严、不谈责任，当医生没有更好的方案时，当医疗没有更加有效的手段时，当负担远远大于收获时，有些人选择了用一种缓和的方式安排余生。

什么叫生死两相安？死的人按他的意愿，不痛苦地死了，活的人也说，真好！

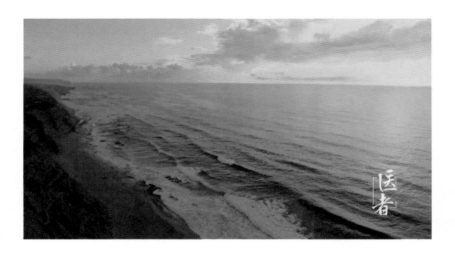

中国安宁缓和医疗：刻不容缓，道阻且长

2015 年，在一个面向全世界 80 个国家做的死亡质量指数的调查中，中国仅仅排到第 71 位。

从世界范围看，中国属于较晚进入人口老龄化的国家，但从 2000 年之后，我国的老龄化速度不断加快。国家统计局分析报告预测，中国将在 2022 年由老龄化社会过渡到老龄社会，65 岁以上人口将占据总人口的 14% 以上。

在中国的传统文化中，少有关于死亡的教育，更多是"长生不老、益寿延年"的美好希冀。但肿瘤专家却骗不了自己。

患者面临可能致死的疾病时通常会很恐慌，尤其是作为众病之王的癌症。它给人们带来的伤害在于，其不仅会创造超高的死亡率，还会降低患者的生命质量，并且千百年来未曾消退。

国家癌症中心 2019 年的研究数据显示，2015 年我国新发恶性肿瘤 392.9 万人，死亡 233.8 万人，相当于平均每分钟有 7.5 人被确诊癌症，4.5 人因癌症去世，且这一数字还在不断上升。

过去的几十年，人类投入了大量的人力、物力、财力来与癌症斗争。不少专家相信，我们正处在癌症药物研发的黄金时代，一系列新的抗癌药物已经上市，几千种新的药物正在进行临床试验。

但与此同时，大家不得不面对的是最残酷的现实和挑战——我

们离最终攻克癌症还有很长的路要走。在医院中，肿瘤医生每时每刻都在救治和维持患者基本生命之间不断权衡，甚至妥协。形形色色的癌症患者，或男或女，或年轻或年长，陷入严重的焦虑和恐慌状态。

可以说，我国的安宁缓和医疗事业已刻不容缓。

2014 年，宁晓红开始推广缓和医疗。彼时，大多数患者和家属在面对死亡这个问题时都会畏缩后退，他们完全不敢往前想，哪怕往前想一点都觉得是"罪过"。

宁晓红曾经接诊过一位肺癌患者。有一天这位患者的女儿找她帮忙，说："宁医生，我妈突然要看病历了，可是我发现你写了'肺癌'两个字，这不行啊。你能不能帮我把病历改一下，改成肺炎或者其他什么，不要写'癌'字就行。"我只能回答她："不好意思，我觉得这已经不是我当医生该做的事了，我做不了这个事。"宁晓红的言外之意是：我不是骗子，患者不应该被欺骗，这是我做医生的底线。

还有一次，宁晓红跟一位患者家属说："你问问你妈妈有什么心愿？"家属说："那可不能问，我一问，她不就知道自己快要死了吗？"

……

数量如此庞大的癌症患者和老年人，难以改变的固有观念，使得宁晓红关乎缓和医疗的起笔显得急切又格外艰难。

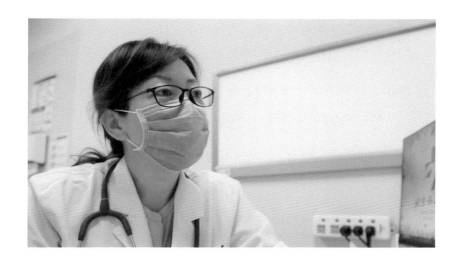

2014 年，宁晓红开始在北京协和医学院教授一门关于安宁缓和医疗的选修课程，授课对象是医学院的硕士研究生。

在推行缓和医疗的日子中，宁晓红平均每年授课 70 余次，院内缓和医疗会诊约 200 例 / 次，门诊接诊有缓和医疗需求的患者超过 1800 人。

2017 年 2 月，国家卫健委发布了《安宁疗护实践指南（试行）》《安宁疗护中心基本标准（试行）》以及《安宁疗护中心管理规范（试行）》，并开始以试点的形式推进安宁疗护的工作。

2018 年，北京协和医院安宁缓和医疗组成立，这些来自各个科室的医护人员从此有了官方认证的身份，安宁缓和医疗的会诊制度也在北京协和医院渐渐铺展开来。

2019 年 5 月，第二批国家安宁疗护试点工作正式启动，包括上海市在内的 71 个地区被列为第二批安宁疗护试点。北京市在东城区、西城区、朝阳区、海淀区开展了国家级安宁疗护试点，将安宁疗护向基层医疗机构和社区、居家延伸。

2020 年，随着北京安宁疗护向社区下沉，宁晓红与协和安宁缓和医疗小组开始对社区进行线上培训。

……

但截至 2020 年 10 月，中国接受安宁缓和医疗服务的患者仍不足 1%。

虽然道阻且长，但宁晓红愿意相信：行则将至。

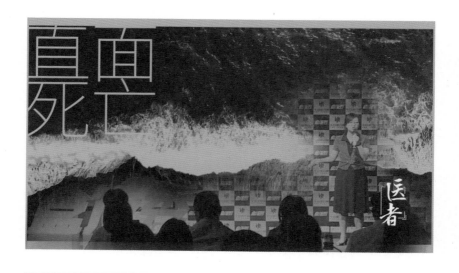

结语

我们总是向往生，厌恶死，殊不知学习如何生与学习如何死，其实是同一件事。

尊重生命，也应该包括对于最后不可避免死亡的接受。按照本人的意愿，以尽量自然和有尊严的方式离世，也是对生命的珍惜和热爱。

未来的某一天，人类是否能战胜死亡的恐惧，让生的愉悦与死的坦然都成为生命圆满的标志？又或者终有一天，医学的发展将彻底征服疾病，带我们跨越衰老和死亡的界限？在未来降临前，也许唯有正视死亡，才能真正获得生命的勇气。

即便身处幽暗，也要追寻光明。"生这件事情你无法自己决定，但是死这件事情你是可以积极参与的。生命的最后一刻，每一天的美好都是可以自己追求的，一定要勇敢追求自己想要的任何东西，哪怕已知道正走向生命的终点。"

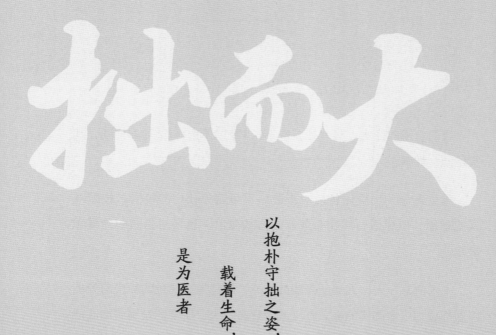

以抱朴守拙之姿，

载着生命，驶向希望，

是为医者

第五章

经年苦研，为了给世界一份大礼；

殚精竭虑，让中西医融汇为一体。

一个又一个举措，为孩子留住宝贵资源；

一次又一次尝试，为患者重燃生命火焰。

医者的世界，挺立着一种伟岸，

锲而不舍，水滴石穿，功到天成，匠心璀璨。

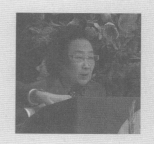

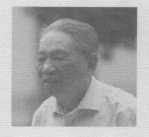

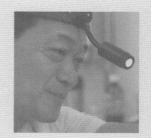

05

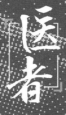

医者

愿携寸草心，报得三春晖

屠呦呦

药学家，博士研究生导师

中国中医科学院首席科学家，终身研究员兼首席研究员

中国中医科学院青蒿素研究开发中心主任

曾荣获共和国勋章、诺贝尔生理学或医学奖、国家最高科学技术奖、美国拉斯克临床医学研究奖、中国中医科学院杰出贡献奖，2019 年度"联合国教科文组织—赤道几内亚国际生命科学研究奖"等

曾入选《时代周刊》2016 年度"全球最具影响力人物"，入围 BBC（英国广播公司）"20 世纪最伟大科学家"

愿携寸草心，报得三春晖

导语

2015 年 10 月 5 日上午 11 点 30 分，诺贝尔生理学或医学奖评委会常务秘书乌尔班·林达尔先后用瑞典语、英语宣布，2015 年诺贝尔生理学或医学奖将授予三位科学家，以表彰他们在寄生虫疾病治疗方面取得的成就。屠呦呦"因其发现的青蒿素可以有效降低疟疾患者的死亡率"位列第一。

2019 年 1 月 14 日，屠呦呦入围 BBC "20 世纪最伟大科学家"，和爱因斯坦、居里夫人等先驱比肩。她是此次入选的科学家中唯一的亚洲面孔，更是科学领域唯一在世的候选人。

2019 年 9 月 29 日，人民大会堂举行了一场隆重的颁授仪式。8 位老人，年龄最大的 95 岁，最小的 89 岁，他们即将获得国家最高荣誉——共和国勋章。这其中有"杂交水稻之父"袁隆平，有"两弹一星"元勋孙家栋，还有青蒿素的发现者——屠呦呦。

呦呦鹿鸣，食野之蒿

故事要从一张照片说起。

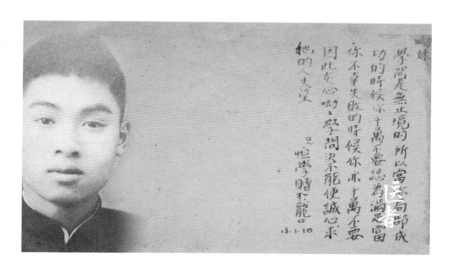

这张照片拍摄于 1944 年，照片上面神采奕奕的男孩叫屠恒学。在这张照片的背后，写有这样一段赠语：

"呦妹：学问是无止境的，所以当你局部成功的时候，你千万不要认为满足；当你不幸失败的时候，你亦千万不要因此灰心。呦呦，学问决不能使诚心求她的人失望。"

这一年，屠呦呦只有 14 岁。

1930 年，屠呦呦出生于浙江宁波的一个知识分子家庭，她是屠家的第四个孩子，也是唯一的女孩。屠呦呦的家庭素来有重视教育的传统，她的三个哥哥都接受了良好的教育，这从以上兄长的赠言中可见端倪。

那个年代的中国还有不少女孩被迫选择缠足，但屠呦呦的父母却为她开辟了另外一个小世界，让她接受完整的教育：5岁进入幼儿园，6岁进入崇德女校。但10岁时，屠呦呦的童年在一场大火中结束了。

那是1940年10月27日，一个被屠呦呦永远铭记的日子。这天，日军突然发起空袭。日机扔下的不是炮弹、不是传单，而是麦粒和面粉！但很快就有人发现，日军投下的粮食里居然藏了跳蚤，而每只跳蚤的身体里还包含着数以万计的鼠疫细菌。

这是世界战争史上，军队首次大规模对平民使用细菌武器。短短数日内，宁波有一百多位市民因感染鼠疫病亡。屠呦呦一家很幸运，没有感染鼠疫，但为了防止疫情扩散，政府决定将疫区内的房屋全部烧毁。屠呦呦不得不离开自己生活了10年、留有美好记忆的家。

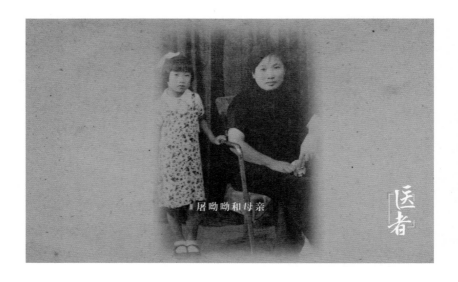

屠呦呦和母亲

那场鼠疫和大火在 10 岁的屠呦呦心中留下了不可磨灭的印记，小小的她第一次迷茫了。在那个混乱的缺医少药的年代，屠呦呦相继得过疟疾，患过肺结核，在中医和中药的调理下，她痊愈了。正是从那时起，屠呦呦对博大精深的中医文化产生了浓厚兴趣。

而她之所以被取名"呦呦"，是因为出生时父亲屠濂规听着她轻轻柔柔、小鹿鸣叫似的啼哭声，一句《诗经》脱口而出："呦呦鹿鸣，食野之蒿。"但父亲没有想到的是，从此这个无忧无虑的小生命就这样与"蒿"终身结缘，"一生为一大事而来"。

都说，她的名字和她的重大发现就像命中注定一样。

但屠呦呦发现青蒿素的过程，远比命中注定要曲折艰难得多。

蒿草青青，报之春晖

1973 年的一天，一向清静的中医研究院突然热闹起来，一口口大水缸被搬进了院内，这是屠呦呦的新武器。此时，距离屠呦呦最初接到任务已经过去了 3 年多。1972 年她和小组成员已经从青蒿中获得了 100% 有效抑制率的青蒿乙醚中性提取物 191 号。因为要提取大量的足够临床使用的青蒿素，当时实验室又没有用来浸泡的足够大的容器，所以屠呦呦和她的同事便在七口老百姓用的大水缸里，展开了热火朝天的提取工作。

20 世纪 60 年代，越南战争雨林中无处不在、无孔不入的蚊子比子弹、炸弹更为可怕，它们是抗药性恶性疟疾的传播者，只要悄无声息地叮咬一口，就可能让一位战士倒下，而且几乎无药可医。

当时已经被抗疟特效药奎宁压制了近200年的疟原虫开始表现出强大的抗药性，疟疾再次在东南亚肆虐，病情蔓延到无法控制的程度。中国南方也是疟疾横行的重灾区，越南主席胡志明亲自来到中国，提出了支援抗疟药物和方法的请求，而革命战争时期曾感染过疟疾且深知其害的毛泽东回答："解决你们的问题也是解决我们的问题。"

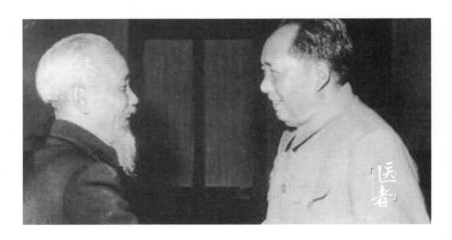

不只中国，当时世界各地的科学家都在寻求办法，英国因战争需要，筛选的化合物已达 21.4 万种，却一直没有突破性成果，抗疟新药也成为这一场战争的关键。1969 年 1 月 21 日，已经在中医研究院中药研究所工作了 14 年的屠呦呦，迎来了人生的重要挑战——全国 523 任务，屠呦呦被任命为中药研究所 523 课题组组长，负责从中药材中寻找和提取有效抗疟药。

从此中医研究院中药所内多了一个大量翻阅历代医籍，认真走访老中医，甚至连一封群众来信都要仔细阅读的忙碌身影。屠呦呦认为，继承发扬，发掘提高，首先考虑的就是系统地查阅古代医书中记载的中药以及民间的方药等。

屠呦呦埋头于实验室，筛选、提取、复筛、验证，她深夜回家的衣服上常常沾满实验室的气味，有时是酒精，有时是乙醚，更多的时候她选择直接留在实验室。

在各种传说中，这个场景常常被这样描述：一天深夜，阅读东晋葛洪《肘后备急方》的屠呦呦突发灵感。但真实的实验过程是繁复而漫长的，从种类丰富的中草药中锁定青蒿，再到提取出有效成分191号，背后是无数次的失败和无数个失眠的夜晚。

虽然前三年几乎都没有取得什么明显的进展，但屠呦呦说："祖国需要，我义无反顾，任何付出都值得。"2016年，有一位叫周成的教授了解了屠呦呦的研究情况后，曾经在一篇文章里用几句宋词来称赞她："第一阶段是'昨夜西风凋碧树，独上高楼，望尽天涯路。'第二阶段是'望以斜阳欲尽时，不见西飞雁。'最后就是'衣带渐宽终不悔，为伊消得人憔悴。'"

古人的词句很贴切地反映了屠呦呦在发现青蒿素过程中的心态。可以说，忠诚、执着、朴实这三种对科研工作者来说极为宝贵的品质在屠呦呦的身上都得到了体现。

古有"神农尝百草"，今有屠呦呦以身试药

1972年，屠呦呦和团队成员开始大量提取青蒿中的有效物质，希望能赶在当年疟疾疫情爆发前应用到临床。因为疟疾是一种季节性流行的疾病，如果赶不上当年的流行季节，就要等第二年才能进行临床实验，相当于整个计划要延后整整一年。然而就在他们夜以继日推进提取工作时，大型动物实验又出现波折，在个别动物病理切片中发现了疑似毒副作用。屠呦呦分析了实验报告和动物表现，做出了一个所有人都意想不到的决定——以身试药。

1972年7月的一天，屠呦呦对丈夫李廷钊说："最近工作忙，这段时间就不回家了……"之后她穿着一身蓝白相间的病号服出现在东直门医院的病房内，和组员郎林福、岳凤仙3人开始以身试药。而在此之前，她因长期待在没有通风系统的实验环境里，大量地吸入在常温下会挥发的有毒乙醚，患上了病毒性肝炎，1年左右才基本痊愈。

他们服用的青蒿提取物191号，剂量从0.35克开始，依次递增至0.5克、1克、2克、3克、4克、5克……远远超过了治疗用药的剂量。

幸运的是，入住东直门医院7天后，屠呦呦等3人安然走出了病房，最终证实青蒿提取物191号是安全的！而今屠呦呦回忆起当时的情形只是淡淡地说："那种时候我觉得也没有什么个人的考虑，就希望大家共同努力把这个任务完成。"而当年她的内心又何尝没有过纠结：女儿尚年幼。为了能心无旁骛地完成国家任务，她狠心把不到1岁的小女儿送回宁波老家。重逢时，3岁多的女儿已认不出她的模样，见了她直往桌子底下钻，也叫不出妈妈。

"当年我们努力工作，把完成国家任务看成头等大事……至于孩子嘛，我想她们长大了也会理解妈妈为什么不称职。"如今回过头来看，屠呦呦的语气中有不悔，也有遗憾。所幸已经长大的孩子们确实正如屠呦呦所希望的那样，真正地理解了母亲。2018 年屠呦呦住院，正是 87 岁的老伴和女儿相继在悉心照顾着她。

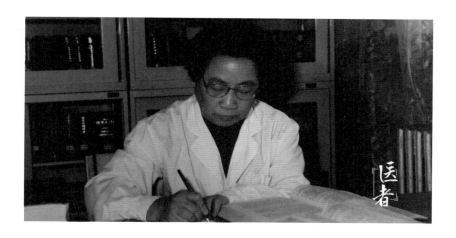

之后屠呦呦带药奔赴南海疫区，用自己的经验指导人们服药。又是经过无数次的试验之后，1973 年 11 月 8 日，屠呦呦团队终于第一次提取到了一种白色晶体，这就是数千年来中外无数医生、科学家苦苦寻找的治疟良药——青蒿素，这也是当时我国在国际上唯一被承认的创制药，即新创的药物。而国际上从发现某个药物有作用开始，到做临床前的研究，再到正式批准，光过程平均就需要 15 年。这其中还不包括之前漫长的"大海捞针"般寻找有作用药物的时间。

据不完全统计，40 多年里青蒿素在全世界治疗了数十亿人次，挽救了几百万人的生命，特别是发展中国家 5 岁以下的幼儿。正如屠呦呦在领取诺贝尔生理学或医学奖时发表的演讲标题所述，青蒿素是传统中医药献给世界的一份礼物，而且是一份沉甸甸的大礼！

2016 年，《感动中国》栏目组深情致敬屠呦呦：
青蒿一握，水二升，浸渍了千多年，直到你出现。
为了一个使命，执着于千百次实验。
萃取出古老文化的精华，深深植入当代世界，帮人类渡过一劫。

不忘初心，方得始终

从而立之年到耄耋之年，屠呦呦的大半辈子都在做与青蒿素相关的这一件事情：她关心青蒿素，也只关心青蒿素。可以说，一直到获诺贝尔奖之前，这位 80 多岁的老人几乎都是默默无闻的。而如今面对铺天盖地的表彰，屠呦呦只是淡淡地表示："青蒿素的发现是集体发掘中药的成功范例，因此获奖是中国科学事业、中医中药走向世界的一个荣誉。目前青蒿素抗疟的疗效比较客观，但青蒿素抗疟的药物深层机理还要继续研究。"

在她看来，这条科研道路仍然有很长的路要走。

从21世纪开始，世界卫生组织建议以青蒿素为基础的联合治疗作为防治疟疾的一线有效药物。而疟疾对世界公共卫生依然是严峻的挑战，据统计，全球有97个国家和地区的33亿人口仍然遭遇疟疾的威胁，在大湄公河地区，包括柬埔寨、老挝、缅甸、泰国和越南等，恶性疟原虫已经出现对于青蒿素的抗药性，这些情况都是严重的警示。

在青蒿素被发明并广泛使用的40多年间，青蒿素杀死疟原虫的作用机制却从未被破解。屠呦呦赴瑞典领奖后，一位年轻学者的文章引起了她的注意。

因为青蒿，远在新加坡的年轻学者王继刚站到了屠呦呦的身旁，青蒿素的作用机理——这道困扰着屠呦呦和其他科学家40多年的难题，在这个年轻人笔下看到了破解的希望。

已过八旬的屠呦呦决定用自己的方式继续向半个世纪的老对手——疟疾宣战，屠呦呦开始着手布局两件事，扩大青蒿素研究中心和解决青蒿素的抗药问题，王继刚加入得正是时候。新一轮的研究开始了，药物的作用机理和药物抗药性的产生是一个问题的两个侧面，在探索青蒿素抗疟机制的基础上，屠呦呦团队进一步攻坚青蒿素抗药性难题。

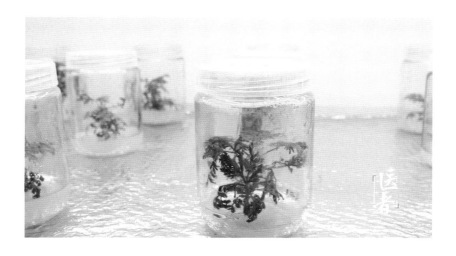

即便是在生病中，屠呦呦仍会经常通过电话了解研究上的进展。她会密切关注科研动向，包括查阅电子邮件、阅览网络新闻、阅读报纸等，把有价值的信息通过手机发送或者剪报的形式及时提供给她的团队。

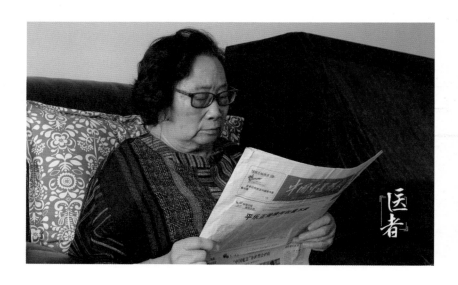

2019年4月22日，国际顶级医学权威期刊《新英格兰医学杂志》刊载了屠呦呦团队的最新文章。该文章为解决青蒿素联合疗法的抗药性提出了合理、可行的解决方案。同时，利用青蒿素治疗红斑狼疮也取得了突破性成果，这种被称为"不是绝症的绝症"目前尚无特效药可以治疗，而青蒿素让人们看到了新的希望。

屠呦呦很肯定地说："适当延长用药时间，或者更换青蒿素联合疗法中已产生抗药性的辅助药物，所谓的青蒿素抗药性问题就能得到解决。"

结语

2019 年 10 月 22 日，屠呦呦获"联合国教科文组织—赤道几内亚国际生命科学研究奖"，该奖项旨在奖励提高人类生活质量的杰出生命科学研究。如今，已近90高龄的屠呦呦仍心系青蒿素的研究进展。

我们常说"明天会更好"，但美好的明天要靠今天的年轻一代来创造。屠呦呦殷切寄语：

"科学工作者既要有自己的研究兴趣，也要关注人类的需求，并为此做出努力和奉献。

"人类命运共同体需要我们为此共同奋斗，我真心期待年轻的一代能勇于担当，能栋梁辈出，能超越前人，你们一定能为人类创造一个更加美好的明天！"

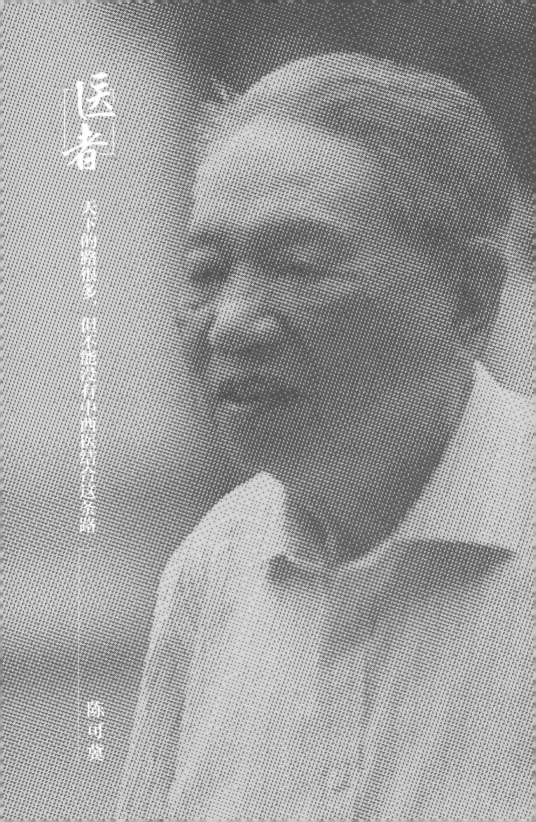

医者

天下的路很多，但不能投有中西医结合这条路

陈可冀

中国科学院院士，国医大师

中国中医科学院学部委员

中国医学科学院学部委员

国家中医心血管病临床医学研究中心主任

国家中医药管理局咨询专家

世界中医药学会联合会高级专家顾问委员会主席

中国中西医结合学会及中国老年学学会名誉会长

中国医师协会中西医结合医师分会会长

国家神经科学临床中心专家委员会委员

国家老年疾病临床医学研究中心专家委员会委员

曾荣获"立夫中医药学术奖""国家科技进步奖""求是科技奖""何梁何利科技进步奖""中医药国际贡献奖""吴阶平医学奖""中国政府出版奖""中华中医药学会终身成就奖""中国中西医结合学会终身成就奖"等。先后发表论文600余篇。培养博士、博士后和学术继承人120余名

中国中西医结合医学开拓者和奠基人

天下的路很多，但不能没有中西医结合这条路

导语

从神农尝百草到李时珍写下《本草纲目》，2000 多年以来，中医药始终庇护着华夏子孙。1958 年 11 月 11 日，毛泽东做出批示："中国医药学是一个伟大宝库，应当努力发掘加以提高。"并指出"中西结合的高级医生，其中可能出几个高明的理论家"。但对有着"致广大"特色的中医学术理论及有着"尺精微"专长的西方医学理论，两种明显不同的医学进行类比、交叉、移植和整合，其难度可想而知。

在中国中西医结合发展史上，有一位医者的名字刻在上面 70 余年，他就是中国科学院院士、国医大师陈可冀。

确立目标：中西医结合研究

1949 年中华人民共和国成立，19 岁的陈可冀也做出了人生中最重要的一个选择：学医。谈到与医学的渊源，他如此描述："我家就在福建医学院附属医院附近，经常看见很多医生、护士匆匆忙忙地救治患者，这无形中给我很大的影响，我觉得当医生很神圣，很羡慕穿白大褂的医生们。"

高考时被福州医学院、北大医学院（当时隶属于北京大学）、清华大学同时录取的陈可冀，听从家人意愿选择了福州医学院。"那时福州刚刚解放，家里人就说不要跑远了，就在福州念书，所以我留下来了，学的西医。"但那时的他并不知道，此后的岁月里，他将穿梭于中西两种医学之间，并成为中国中西医结合事业的带头人，不断将其推向世界。

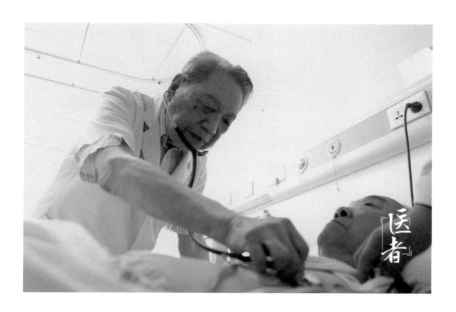

他说："中西医结合是非常重要的途径，也是我们必须走的路，不能墨守成规，要把中医好的东西继承好、学习好、发展好、利用好，同时必须要用现代医学的方法，去证明其效果，验证其中药原理。"

伴随陈可冀的除了繁重的工作，还有紧张的神经。晚清时期，以解剖学、生理学、病理学、细菌学、临床诊断学为特征的西方医学开始大规模输入中国。得不到现代科学承认的中医，其存在的合理性受到质疑。1929年的中医废止案，西医界以中医需要改良、中医需要科学化为由，向中医界不断施压。

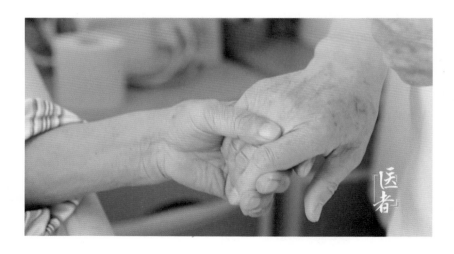

1956年，27岁的陈可冀第一次离开福建，响应"西医学习中医"的号召，来到了北京，来到了中国中医科学院。中西医结合将成为陈可冀面对的人生命题。但彼时中西医之间互相都不了解，甚至互相排斥，想融会贯通谈何容易？

陈可冀举了一个例子："有一次一位中医值班，遇到一个心肌梗死的患者手里拿着心电图。这位中医当场就叫患者回去了，因为他不会看心电图。还有原来儿科的一个老中医，是'西学中'的医生，看到有人用听诊器给小孩看病的时候，就一把把听诊器拽过来摔掉——他反对使用听诊器。"

所幸，刚刚迈入中医门槛的陈可冀遇到了影响他一生的师者——冉雪峰、岳美中、蒲辅周，他们都兼具开放包容的品质，对西医毫不排斥。

27 岁的陈可冀一头扎进了中医的世界。从《黄帝内经》到《伤寒论》，从《金匮要略》到《神农本草经》，从用西医的眼光观察局部，到用中医的眼光认识整体。季节寒暑，昼夜交替，陈可冀开始感悟到祖国医学"天人相应"的治病理念，更让他深感震撼的，是这些中医大家无一例外展现出的慈悲底色。"蒲老学中医的时候，老师就告诉他，要准备一盏灯笼、一双草鞋、一把雨伞，教育我们，不管是晚上，抑或是刮风下雨，患者需要我们就应该去。"

陈可冀逐渐意识到，中医、西医两种医学绝不是水火不容的"死对头"，而恰恰是共同携手、对抗病魔的"好战友"。

27 岁的陈可冀确立了一生为之奋斗的目标：中西医结合研究。从此，陈可冀每天要阅读十余种中英文报刊。办公室里经常可以看到他检索数据的身影，每当在庞杂的资料中发现一点点希望的苗头，都让他兴奋不已……

陈可冀相信勤能补拙，他说："我学得不是非常好，但是很用功，从前经常点煤油灯夜读，到中医研究院来之后还是这样，晚上通常都是 12 点以后睡觉。总之我不是很聪明，我爸还老说我有点笨。"

突破方向：中医治疗冠心病

盼着盼着，埋头研究的陈可冀等到了一个机会。

根据卫生部门统计，我国每 12 秒钟就有一个患者死于冠心病。当时，全世界的心脑血管疾病都处于爆发态势，同一时期，美国等发达国家开始大规模研究冠心病。1970 年周恩来总理亲自召开全国中西医结合工作会议，提出要加强对冠心病的防治研究。一年后，北京地区防治冠心病协作组成立，陈可冀代表西苑医院迅速加入。不曾想，陈可冀在古方中循着先人一草一木、一花一茎的记载，竟有了意外的发现。

陈可冀在研究期间，翻阅了历朝历代的医学古籍。他发现上至秦汉，下至元、明、清，各家学说都有关于血瘀法的记载。在西医的眼中，冠心病是冠状动脉粥样硬化导致心肌缺血、缺氧而引起的心脏病。而在中医的眼中，冠心病就是血液不通、血瘀。陈可冀和其团队看到了曙光，他们开始尝试把中医活血化淤的思路运用到冠心病的治疗中，开展包括作用机理、临床、实验等多方面的系统研究。

20 世纪 60 年代以前，活血化瘀主要用于跌打损伤、妇科疾病，在冠心病的治疗中应用较少。陈可冀和郭士魁开始尝试，他们先从 16 本著作、8980 种中药中，筛选出 150 种活血化瘀的药物。然后根据疗效成分不同，将活血化瘀药物分为 3 大类，进一步遴选出 35 种具有确切疗效的药物。

3000 多个日夜过去了，1981 年陈可冀与阜外医院、同仁医院等几家医院，开展了国内第一次中医药临床双盲随机对照试验，最终由 5 种中药：丹参、赤芍、川芎、红花、降香组成的冠心 2 号方，成为以活血化瘀为主治疗冠心病的创举。10 年时间，用活血化瘀治法治疗的 5316 例冠心病心绞痛患者有效率从 70% 提高到了 88%。此后，活血化瘀成为全国中医治疗冠心病的主流治法，后来还获得了中医药系统第一个国家科技进步一等奖，陈可冀团队也因此被美国的新药审评、研究单位——NIH（美国国立卫生研究院）请去做报告。那一年，陈可冀 52 岁。

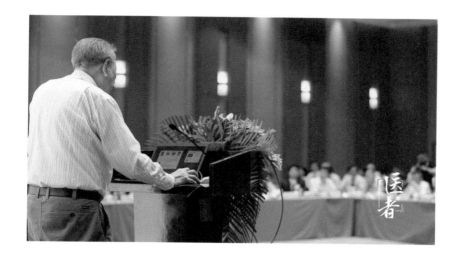

家学渊源：《中国中西医结合杂志》中英文版

陈可冀的父亲曾在《大公报》《申报》工作过，后来回到福州，带回很多杂志，如《东方日报》《小说月报》等。陈可冀回忆起当时的情形说："我们家楼上经常都是放着一大堆书。我们兄弟几个人都很爱学习，很喜欢看书，家庭氛围就是这样。"

陈可冀决定沿袭父亲的道路，用文字解释中医，让西方世界认识中医。继续以另一种方式，变祖国医学为世界医学。

1981年，陈可冀创办了《中国中西医结合杂志》，最开始很艰苦，印刷、注册、纸张等大小事务都需要他亲自奔走。但幸好从头至尾，陈可冀都不是一个人在战斗，他的老伴儿陈维雅选择跟他并肩作战，来到杂志社当副主编。

深知对外交流重要性的陈可冀又于1995年创办了《中国中西医结合杂志》英文版，"要把中国的成果送到国际上交流、推广，要让外国人也能听得懂、看得懂、用得上，明白其中原理。"

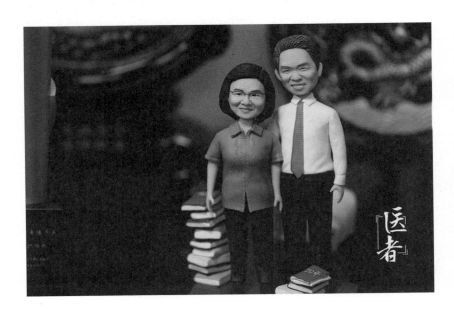

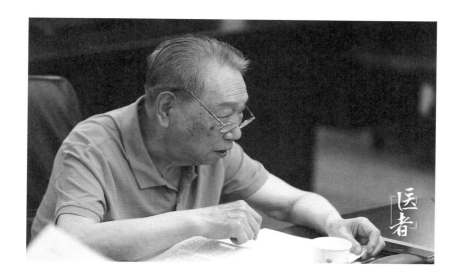

　　《中国中西医结合杂志》创办至今已有 38 年，陈可冀也在这里做了 38 年的主编。

　　陈可冀笑称："当年我们什么都是工作第一，家庭是放后面的。孩子小的时候都学会了'自动化'。他们很小的时候就坐在水池边的小板凳上自己洗衣服，因为我们顾不过来。这两本杂志坚持到现在，也等于是我的两个孩子一样，一个男孩，一个女孩。"

　　从创刊那一天开始，杂志上刊登的每一篇文章，不管是中文版还是英文版都要经过他的眼睛，一直到现在依然如此。

　　陈可冀几十年如一日的严谨认真，从以下同事们的话语中便可深刻感知：

　　"每一篇文章，包括标点符号，他都会跟我们一起很认真地看。

　　"我们给他传稿件，从来都是发过去之后，本以为他还需要安排时间再看或者怎么样，结果他都是'秒回'，而且能很快发现稿件中的一些问题。

"到哪个地方游览一下，要提前做功课，他有可能会突然问你，这个有什么典故，或者这个对联是什么意思，这个字怎么念等，我们经常会被问倒。

"早晨 5 点多就会发微信安排工作，尤其我们一起出差的时候，一般晚上如果不过 12 点，我都不敢睡觉，因为在此之前比方说 10 点多、11 点多，不一定什么时候他就会有事情找你。"

……

如今的《中国中西医结合杂志》早已成为中医药方面的一流杂志，多次在中国科协获奖，并有了一定的国际影响力，不断吸引国外的医学家投稿、发表文章。

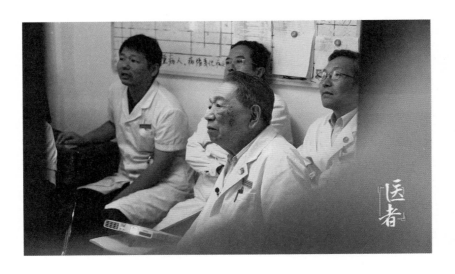

结语

西苑医院病房门口陈可冀的照片，是他80岁那年拍的，而如今已年过九旬的他依然在这里出诊。

有人问陈可冀："您怎么评价自己的一生？"他很笃定地回答："我做了我应该做的事，不虚此行。我现在还招研究生，不愿意休息，尽力吧，能做多少做多少。中西医结合工作，可能需要几代人的努力，但是一定能成功。"

2019年10月20日是陈可冀的九十寿辰，在"陈可冀从医70周年学术座谈会"上，他殷切寄语："人生很短，我希望年轻人珍惜光阴。现在是我国中医药发展的最好时期，我愿意和大家一起，为中医药事业，为中西医结合事业，继续做出努力和贡献。生老病死谁也无力挽回，我们还活着的时候一定要珍惜。下次你路过，人间已无我。"

「医者」

留下儿科医生，且孩子儿有所医

倪鑫

主任医师，教授，博士研究生导师

国家儿童医学中心主任

首都医科大学附属北京儿童医院党委副书记、院长

北京市儿科研究所所长

首都医科大学儿科医学院院长

首都医科大学耳鼻喉科学院副院长

国务院深化医药卫生体制改革领导小组专家咨询委员会委员

中国医院协会常务理事

中国医院协会儿童医院分会主任委员

中国医师协会毕业后医学教育专家委员会委员

福棠儿童医学发展研究中心理事长

中华医学会儿外科分会主任委员

中华医学会耳鼻咽喉头颈外科学分会委员

中国抗癌协会甲状腺癌专业委员会常委

中国医师协会小儿外科医师分会会长

中国医疗保健国际交流促进会出生缺陷精准医学分会主任委员

北京肿瘤学会副理事长

北京医学会小儿外科学分会主任委员

Pediatric Investigation 杂志主编

《中国耳鼻咽喉头颈外科》《国外医学耳鼻咽喉科学分册》等杂志编委，国家级规划教材《耳鼻咽喉头颈外科》编委

主持国家级、省部级科研项目 30 余项，申请发明专利 8 项。发表 SCI 论文 60 余篇，核心期刊论文 160 余篇。荣获国家科技成果完成者证书 1 项，北京市科学技术三等奖 1 项

擅长耳鼻咽喉头颈外科常见病、多发病，头颈部肿瘤的诊断治疗

留下儿科医生，让孩子儿有所医

导语

据国家统计局统计数据显示，2015 年我国 0~14 岁儿童约有 2.4 亿，每年新出生人口约 1680 万。随着二胎政策的实施，这一数字还在不断增长。

1999 年开始，中国儿科专业本科停招 17 年。儿科医师培养周期长、执业风险高、压力大、待遇低，导致我国平均每 1000 个孩子大约只拥有 0.63 位医生。

倪鑫，36 岁开始先后担任北京同仁医院副院长、北京安贞医院副院长，2012 年他接到了一纸调令：倪鑫，就任首都医科大学附属北京儿童医院院长。

只要去过北京儿童医院的人，就应该深有体会，甚至只要有孩子的人，就能够想象，这个院长，不好当。

凡是有意义的事都不会容易

2017 年，北京儿童医院接诊患者 340 万人次，全国的儿童病患家庭几乎都涌进了这里。

儿童医院的特殊之处就在于就诊人群特殊，绝大多数患者是没有自理能力的孩子；治疗方式特殊，用药和治疗手段都需要极其精细；医患关系特殊，一个医生在看病时要面对一个孩子和身后三四位家人；医院环境特殊，从 1955 年建院至今，没有扩建。

2017 年 11 月，北京遭遇罕见大规模儿童流感，患者早晨挂号时大屏曾一度显示当天十点前的号已全部挂完。从 11 月到次年 1 月，每天 24 个小时，儿科医生连续奋战，疲惫不堪。医生、孩子、家长均已无力为继。

一个沉积了几十年的问题被推到了公众面前：在中国，儿科医生原来这么少。

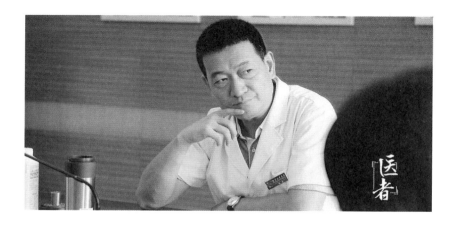

倪鑫刚就职时，常听说"儿科看病难，排队排到西二环；夜里挂号人满为患，号贩子横行，草坪上一地帐篷和孩子扔的东西；儿科医生收入低、压力大、工作时间超长……"这些都是北京儿童医院艰难前行的真实写照，也是需要倪鑫一一着手解决的现实问题。

问题摆在这，困难也摆在眼前。就这么多的医生、就这么大的地方，从哪着手是根源？

怎样的解决方案，治标又治本？如何做，才能一箭双雕？多久能实现良性循环？

总之，凡是有意义的事都不会太容易。倪鑫到北京儿童医院遇到的第一件事就是6名医务人员辞职。他说："我当时没有批。我刚到你们就走，也太不给我面子了，至少新来了个院长，将来的环境能不能满足、是不是适合你的发展，你要给我时间来验证。如果3个月或半年以后，你认为在这里还是得不到发展，你还是要走，我一定批。但我现在希望你们能够给我时间。"

顺义妇幼保健院在2015年成为北京儿童医院的托管单位，这意味着倪鑫的工作将更加繁忙，他定期出诊，参与手术救治，并组织召开院内大型会议，促进医疗建设。而每当结束在顺义妇幼保健院一天的工作，倪鑫还要赶回50千米外的北京儿童医院。家、北京儿童医院、顺义妇幼保健院，这个相隔50千米的等边三角形记录着倪鑫的生活轨迹，等待他的是沿途数不清的十字路口。

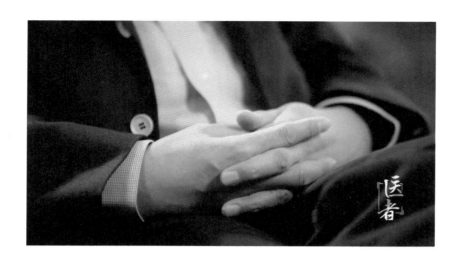

不想做的事总有借口，想做的事总有办法

倪鑫认为自己有 3 个特点："第一是想法变化快，甚至一天一个想法，因为当你真正把患者的需求放在心上，你就会看到患者每天都有不同的需求，所以我就会去考虑；第二是喜欢亲自去了解；第三是凡是发现问题过不了夜，要迅速解决。"

有一次倪鑫在顺义妇幼保健医院出诊时，遇到一位患儿鼻腔里长了息肉，鼻子堵着不通气，可能需要做手术。

患儿家长最关心的是："我大概需要准备多少钱？"

倪鑫问他："孩子有医保吗？"

患儿家长回答："医保不知道能不能用。"

倪鑫马上交代身边的工作人员："你去问问转到哪能报销，转到儿童医院能报销的话就帮他转到儿童医院，能报销干吗自费呀。咱们互相留个电话，让他问完医保以后好联系，就别跑来跑去的了。"

……

这位"想患者之所想，急患者之所急"的倪院长在上任第二天，就迫不及待地到医院各处转，思考如何优化就医流程，让患儿及家属减少排队时间。

他跟随一名5岁的发热患儿就诊，并详细记录下就诊流程和花费时间。他发现来就诊的发热患儿几乎都要做血常规检查和C反应蛋白化验，他们需要先在门诊排队，等医生开出检查单后去化验，结果出来后，到门诊二次排队，再找医生看结果、开处方等。倪鑫就想，为什么不能在等待就诊的时候就做完这些常规检查呢？为了使自己的想法更有说服力，倪鑫马上提出要做两组对照试验：一组按照原有流程走，即看医生时开具化验单；另一组按照新流程走，在测量体温的环节就开具化验单，每组选取100人。一周后试验结果出来了，试用新流程的患者平均就诊时间减少了36分钟。见过北京儿童医院排队长龙和拥挤现场的人应该都不会小看这36分钟，因为一个孩子通常有3~4名家人陪同，每一个人都节省36分钟，把他们所占有的空间腾出来，效果是完全可以想见的。于是，新的改革措施迅速落地。

就这样，倪鑫对北京儿童医院进行了大刀阔斧的改革。在对 B 超室和麻醉科的改革相继成功后，倪鑫又开展了全院的科室主任大竞选，原有的大外科、大内科全部解体，缩短就医流程，实名挂号就医，快刀斩乱麻。紧接着"小夜门诊"，"100% 开放普通号源"等几十项改革措施密集推出……

但倪鑫惊人的举动远不止这些。

2012年，倪鑫上任履职北京儿童医院院长的第一年，一则"北京医改后，儿童医院教授年薪百万"的消息引起公众一片哗然。有人问倪鑫，医改以来最大的困惑是什么？倪鑫公开表示说："我最大的困惑就是我的主任医师、教授，什么时候年薪才能拿到百万。"对此，倪鑫对媒体和公众的回应是："就是要让医生的价值得到体现。虽然不能说钱多就能体现，但是'劳有所得'是体现价值的很重要的一方面。"

倪鑫在参观国外儿童医院时，有一些细节让他印象深刻。在核磁和 CT 检查室等地方，所有的检查机器上都喷涂着彩色的图案，屋顶上流动着海底世界的影像。当孩子等待诊治时，就仿佛置身童话世界一般。

在倪鑫心中，理想中的儿童医院就应该如此。他一直谨记当年刚刚上任时，张金哲院士，这位中国小儿外科之父，曾获英国皇家学会"Denis Browne 金奖"（该奖项为国际小儿外科"年度最高贡献奖"）的老前辈就语重心长地跟他说："倪院长，我的理想是要将儿童医院建成让我们的孩子无恐、无痛，让他们感觉是个乐园的地方。但是我年龄大了，没法去实现了。"倪鑫当即郑重承诺："张院士，您放心，我会带领团队替您去实现您的理想。"

老一辈医生的嘱托，倪鑫一一践行着，但这并不能解决所有问题，尤其是面对暴力伤医事件。

2013 年，也就是倪鑫到北京儿童医院的第二年，他颁出了整个

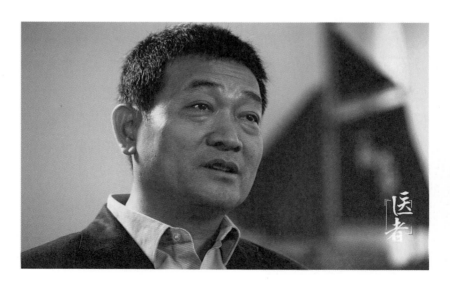

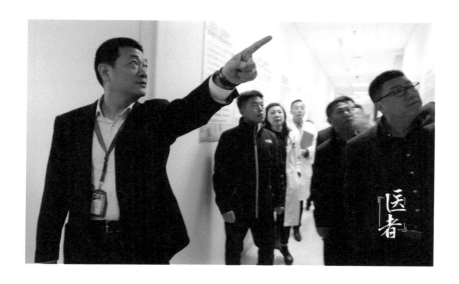

医学界唯一的"最佳委屈奖"，得奖的是一名急诊科护士。她在给患儿扎针时第一针没扎好，正准备扎第二针的时候被家长扇了一巴掌。这位护士遇到突发事件虽极为委屈，但她还是什么话都没说，继续给孩子扎针，最后让孩子顺利完成了治疗。倪鑫知道以后，非常感动，就给她颁了一个"最佳委屈奖"。这个奖项的背后，想必是倪鑫的一句："辛苦了！但是，请留下。"

我在下一盘只能赢的棋局

倪鑫深知：解决儿童看病难的问题，根源在于留住人才。怎样留住人才？他认为："感情留人、事业留人、待遇留人，三者缺一不可。"

每年 9 月，首都医科大学都有新一批的医学生入学，新生每年的第一堂课——"如何走好行医之路"都是倪鑫来讲。有一次，倪鑫讲了一个故事：

"大概是 2002 年，我在同仁医院时，一个年轻的小伙子，36 岁，喉癌，肺转移，锁骨下淋巴结都出来了，这种情况下只能做做化疗，手术已经没有意义了。当时我在医生值班室，就听到有人喊倪医生赶紧过来，患者不行了。我马上从值班室跑到病房，一看地上都是血，原来患者锁骨下的淋巴结已经把锁骨下动脉给挤破了。患者急切地希望求救，我当时唯一的感觉可能就是：一个人从生到死就是几分钟的时间。因为失血过多，他的整个肤色都已经苍白，我只能一动不动地看着他的眼睛。大概 3 分钟后，他的眼睛就变灰了。这个患者如此渴望生命的神情，我直到今天都忘不了。所以医生的价值是什么？是全心全意治病救人，因为患者把生命都交给了你。"

紧接着，倪鑫再一次讲起了他念念不忘的"铁饭盒的故事"。"我父亲是医生。在我上高中时，有一天我跟父母在家刚吃完午饭，就看见我父亲拿出一个很大的饭盒，带上米饭和各种菜。当时我就奇怪地问，下班后可以直接回家吃饭，你又不用值班，为什么要带饭呢？父亲就跟我说今天来了一个患者，不但没有钱治病，他连吃饭的钱都没有，所以我是给他带饭。我当时感触真的特别深，就是关于我们医者的爱应当怎样去表达。这个故事影响到我个人学医，而且它也会一直影响我的学生一生的从医生涯。"

……

如何走好行医之路，倪鑫讲了很多遍，他希望这些当年打动他的故事能够打动一批又一批的年轻医学生，留下这些儿科医院的好苗子。

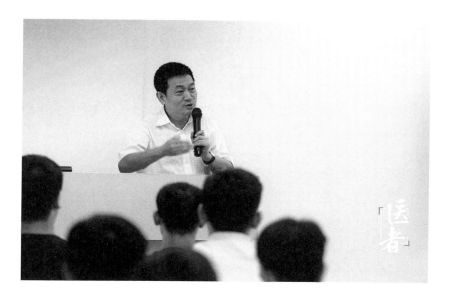

倪鑫同时还提出"中国儿科是一家"的概念。他着手搭建北京市儿科综合服务平台，并牵头带领北京儿童医院与包括河北省儿童医院、郑州市儿童医院、南京市儿童医院等9家儿童医院共同组建了北京儿童医院集团。现在全国已有38家医院加入了这支队伍，一个新的词汇也随之诞生——双城医生。双城医生是指北京儿童医院的指定医生，每周前往医联体合作医院出诊，并在结束后返回北京继续出诊，上演一场医生跨省看诊的"双城记"。

唐浩勋，北京儿童医院心内科主任医师，2015~2018年往返北京和河北省保定市做了近3年的双城医生，然而这样的奔波并没有因为他回到北京而停止。2018年7月，他又被调到顺义妇幼保健院每周出诊四天。

双城医生的出现可以更好地实施传帮带教，使得外地专家的水平不断提高，同时让外地患儿有了在本地就医并享受高水平医疗服务的机会，孩子、家长不必再承受两地奔波的辛苦，身处北京儿童医院的专家也能够减轻压力，使整个医疗服务质量得以提升。

医联体是倪鑫布的一盘棋，对阵双方是中国儿科医生数量与中国2.4 亿儿童的健康。

对于儿科医生来说，"通过全国医联体的组建，使医生能够以多点执业的方式真正来实现他们的价值，那么他也就不会想着离开儿科专业了。所以说，'留下人才'不仅仅是将他们留在北京儿童医院，更是留在我们国家儿科领域，最终的目标还是为了提高我们国家儿童整体的健康水平。"

对于患者来说，则"希望通过我们的宣传能够使附近的人们了解这个情况，让他们在离家门口不远的地方就能够享受到同质化的高质量的服务，因为我们的目标是一致的，一切为了孩子。"

2014 年，北京儿童医院与哈佛大学丹娜法伯癌症研究院及美国波士顿儿童医院共同在美签署合作协议，2017 年北京儿童医院正式获批成为国家儿童医学中心，要代表国家儿童医学最高水平，从国家层面去影响、辐射、带动全国儿科的发展，同时还要在国际上有自己的地位，这是倪鑫给北京儿童医院的定位。

结语

儿科医生不足，是现状。倪鑫的解决对策，是放长线。

倪鑫所走的每一步，都让儿科医生的价值得以更好地体现。当初提出辞职的 6 名医务人员，如今全部选择留了下来，并且无一例外成为北京儿童医院的中流砥柱。

现在的倪鑫越来越意识到："最开始感觉从综合医院来到专科医院，舞台变小了是一种错觉，其实这个舞台一点都不小，因为我们服务的整体人群非常符合总书记提出的'健康中国的发展，一切从根基抓起'的战略，所以我们顺应国家号召，提出'健康中国从娃娃抓起'，这个平台就越搭越大，寓意也越来越深。"

思想有多深，路就有多远。倪鑫作为领跑者仍在铺路，终极目标是让中国的每一位孩子都能够"儿有所医"。

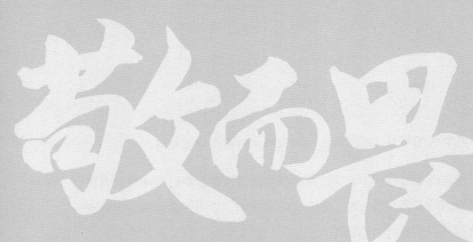

因畏生敬，

创造希望，转危为安，

是为医者

第六章

逆转，即便只有一丝希望；

冷静，哪怕直面危急重创。

传播知识，让救助成为身边的力量；

舍身赴险，把手术做成最完美的模样。

心底宽广，何来沮丧。

医者的勇气，来自一种信仰，

敬畏生命，不惧死亡，拨开雾霭阴霾，拥抱漫天晴朗。

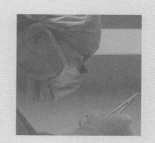

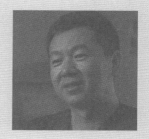

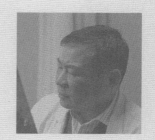

06

『医者』

我的名字刻在患者的心血管上

朱俊明

医者 朱俊明

主任医师，教授，博士研究生导师

首都医科大学附属北京安贞医院心血管外科七科主任

首都医科大学心脏外科学系委员

中国医药生物技术协会心血管外科技术与工程分会副主任委员及大血管专业委员会主任委员

中国医师协会心血管外科医师分会副总干事

全国大血管外科学术委员会副主任委员兼秘书长

《中华胸心血管外科杂志》等杂志编委

参与主动脉相关课题 21 项，获发明专利 2 项，实用新型专利 2 项。发表 SCI 论文 40 余篇，核心期刊文章 100 余篇

曾荣获国家科技进步奖二等奖 2 项，中华医学科技奖一等奖 2 项，教育部科技进步奖二等奖 1 项，中华医学科技奖一等奖 2 项，中国医师协会心血管外科医师奖（金刀奖）等

擅长心血管外科疾病如主动脉疾病（主动脉夹层、动脉瘤，主动脉溃疡及主动脉壁间血肿）以及冠心病、瓣膜病、先心病等的诊断及治疗

我的名字 刻在患者的心血管上

导语

100 多年前，一位美国医生感叹："没有一种疾病如主动脉瘤那样让外科医生蒙羞。"只因为主动脉外科手术是心血管外科中技术难度最大的手术，常被形容为血战、夜战、苦战和死战。

我国主动脉夹层每年新发病例约 20 万，有 98% 的患者因得不到及时有效的治疗，或死亡或随时面临死亡。如此高的死亡率，不仅让患者恐惧，连医生也常谈之色变。

有一位医者，带领着国际上最大的一组主动脉手术团队，被同行敬称为"战神"，他就是首都医科大学附属北京安贞医院心血管外科七科主任朱俊明。

手术台上的"拆弹"专家

如今，距离美国医生发出的那声感叹已经过去了 100 多年，但在医学高度发达的今天，主动脉手术依旧是极大的冒险，其惊险程度无异于拆弹。其一是因为主动脉直接受到心脏的冲击，在手术中无法控制的大出血，常达到"血流成河"的可怕程度；其二是在动脉的管壁上缝针，一处针眼出血，就意味着手术失败。这几乎是上帝之手才能完成的操作。

直到 20 世纪 90 年代，我国都只能完成较简单的主动脉手术，且每年成功手术不到 100 例。而如今，光安贞医院主动脉外科年手术量就超过 1300 例。

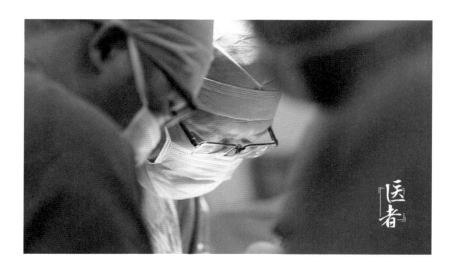

张立，61 岁，从鄂尔多斯连夜赶来，他的主动脉内膜被撕裂，血液经破口进入了血管壁的中层，形成一个夹层。这种情况下，血管壁只剩下一层薄薄的外膜，在主动脉血流的高压冲击下，一旦这层外

膜破裂，血液就会像决堤的洪水一样，顷刻间导致患者死亡。

朱俊明如此跟患者家属解释这种疾病的凶险程度："这是最重的一种病，死亡率很高。他算很幸运，还能从鄂尔多斯来到这儿，很多人在路上早就没命了。手术是唯一的活路，动脉血管已经撕成两层了，一旦破裂就没救了。"

越凶险的疾病往往伴随着越高的手术风险。对朱俊明来说，这台急诊手术的风险主要在于："第一，急性期患者的血管刚撕开，组织处于最脆弱的时候，还要一针一针地把它缝上去，再跟人工血管接到一块；第二，出血，只要有一个针眼出血，出血量一分钟就可以达到500毫升，因此要保证一个针眼都不出血，患者才能够活下来；第三，患者来北京前刚吃了抗凝药，这对手术凝血造成巨大困难，让出血风险大大增加。"

一场高难度、高风险、高强度的手术开始了……

打开张立的胸腔，医生们发现他撕裂的主动脉夹层外壁已经渗血不断，出现了心包积液，主动脉随时可能破裂。

张立的心功能和肺功能需要马上由心肺机来代替，将心脏里的血液引到心肺机上来，通过机器把氧合交换好的血液，再送回身体里。这样在心脏不工作的情况下，也能保证人体各个主要脏器的供血。在有限的手术时间内，朱俊明要争取最短的体外循环时间来完成这台手术。

终于，朱俊明赶在张立的主动脉破裂前，成功建立了体外循环，但这只是保命的第一步。

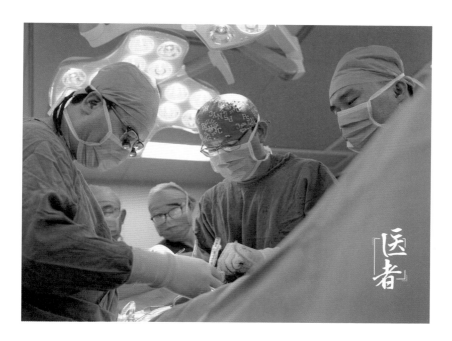

张立的主动脉壁被撕成了两层，形成了真假两个腔。朱俊明首先要切除撕裂的血管，再置换新的人工血管。接下来的一幕，是对朱俊明手上真功夫的考验，他要像刺绣一样，谨慎地进针、出针，每一针的针距、缝合深度，都要根据血管的情况进行调整。

进出 300 多针，朱俊明完成了缝合和人工血管置换，但另一个危险并没有解除。朱俊明担心的事情，还是发生了。

张立的血管多处缝合部位都开始渗血，患者之前吃的抗凝药果然给手术带来了极大的困难。现在如何止血，是朱俊明面临的头号难题。

朱俊明和其他医生重新缝合每一处渗血的部位，通过压迫，调整凝血成分，尝试把血止住。

又是 2 个小时过去了，情况终于有所好转。为了帮张立止血，手术中共使用了 120 块小纱布，40 块大纱布，调了接近 1600 毫升血。6 个小时没有走动一步的朱俊明，下了手术台才发现脚肿了一圈，而与死神擦肩而过的张立，也终于化险为夷。

一根血管三条命

2019 年的中国医师节，朱俊明的难题来了。一位主动脉瘤合并急性主动脉夹层的女性患者芳芳性命岌岌可危，最要命的是，她是一名孕妇，马上将临产，肚子里怀的还是双胞胎。一根血管，三条命，都在朱俊明的手中。

芳芳，32 岁，河北廊坊人，她一直以为是肚子里的孩子慢慢长大压迫，导致自己呼吸困难，待产检查时才意外发现严重的主动脉疾病。

藏在芳芳胸中的"炸弹"一旦发生破裂，她和两个孩子会在十秒内瞬间死亡。这颗"炸弹"有多脆弱呢？"打个喷嚏，爬个楼，有的时候大便闭结，费个劲，就能引起破裂。她现在有两个宝宝在肚子里，随时可能发生危险。"但此刻的芳芳，还不知道自己置身险境。朱俊明和她的丈夫怕她情绪激动，导致血压不稳定，没有说出实情。

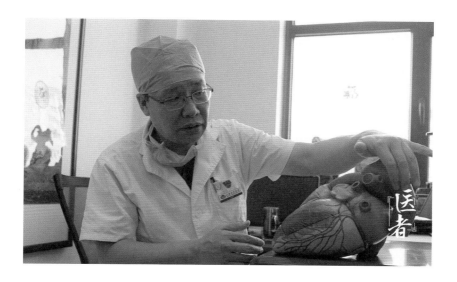

这场仗需要多个团队一起合作来打，麻醉、体外循环、产科、新生儿科、心血管外科，五大科室共 20 名医生迅速集结，一场大型多学科协作的复杂手术迅速启动。

依照之前制定的战略，产科和新生儿科要作为"先锋官"上阵。

麻醉会抑制胎儿呼吸，想要孩子存活，产科医生必须在三分钟内迅速取出两个婴儿。同时，她们的动作要尽可能轻微，避免造成芳芳主动脉瘤的破裂。手术台下还有助产士和儿科医生在保驾护航，朱俊明也站到了手术台旁，随时准备上台。此时此刻，手术室的空气好像凝固了。

庆幸的是，仅仅用了一分钟时间，产科医生就取出了第一个婴儿。争分夺秒，又是一分钟，第二个婴儿也被取了出来，是一对龙凤胎。随着两个婴儿先后几声响亮的啼哭，产科医生难掩兴奋和激动："两个孩子都没事儿！"

医生把这个好消息带给了心急如焚的孩子爸爸，这才得知，他和妻子结婚十年未曾生育，最后做的试管婴儿，才万幸迎来了新生命。没想到，竟遭遇了主动脉瘤这个不定时炸弹。

两条小生命安全了，但此时手术室的紧张氛围并没有缓解。所有人都知道，还有一场硬仗要打，"战神"朱俊明要登场了。

手术必须要快，最简单的开胸环节朱俊明也要亲自主刀。因为哪怕只是电锯轻微的抖动，也有可能造成主动脉瘤破裂，这样医生就没有机会了。胸腔打开后，朱俊明发现巨大的主动脉瘤已接近 8 厘米，芳芳的主动脉血管被撕裂，形成了急性主动脉夹层，必须迅速将她的血管与体外循环设备连通。

接下来，朱俊明开始小心翼翼地切除主动脉瘤，以及已撕裂的主动脉血管和病变的主动脉瓣。

主动脉夹层的严重程度不一，其中最严重的就是 A 型夹层。发病当时有 25% 的死亡率，发病每增加一小时，死亡率上升百分之一。而芳芳正是主动脉瘤合并急性 A 型主动脉夹层患者。

肉眼可见，芳芳的主动脉血管壁已经被撑得薄如蝉翼，血液在夹层中漂浮清晰可见。朱俊明要小心翼翼地切除她的主动脉瘤和主动脉夹层，同时，在已经非常糟糕的组织上，用人工血管和人工瓣膜重建主动脉结构。每个环节都需要百分之百的精细和到位。

6 个小时过去了，缝了 300 多针，朱俊明成功为两个宝宝留住了妈妈！一根血管三条命！这是朱俊明送给自己，送给医师节最好的礼物。

他说："孕妇合并主动脉夹层的治疗，我们已经奋斗了20年，经验越来越多，从一根血管一条命，慢慢到一根血管两条命，现在做到一根血管三条命。最早的时候，母亲手术时就把子宫全切掉了，而现在已经能够做到保留子宫。毕竟对女性来说，子宫是非常重要的器官。"

男人，就得对自己狠一点

1997年博士毕业第二年，年仅32岁的朱俊明就开始独当一面。他的主任说："小朱你吃苦最多，付出最多，将来你得到的也会比别人多得多。"当时的预言如今已经变成现实。

以下这段对话，发生于连夜抢救患者的早例会后，当时朱俊明和其他医生仅仅睡了3个小时。

一位年轻医生说："3点才睡有点困。"

朱俊明则毫无倦意："虽说我们很辛苦地熬了夜，但是你看着患者由随时可能死亡的个体变成一个活体，这对我们来说是一种成功的喜悦。20年前是血战、夜战、苦战、死战，现在我们血战、死战都没有了。男人啊，得对自己狠一点。不要想自己非得睡几个小时，1个小时也够。"

年轻医生们面露愧色开起了玩笑："也是，够了……""够了……"

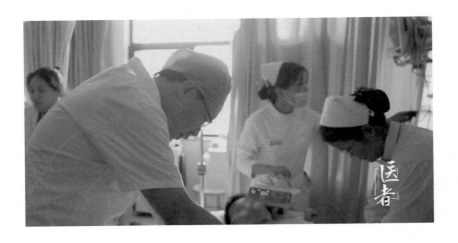

朱俊明说，这条险路非常人所能征服。站在心血管外科金字塔顶尖的主动脉外科医生，都是经过千锤百炼的。因为只有经过先心病、瓣膜病、冠心病等外科训练以后留下的最好的医生，才能进入到这个领域,同样,他们遇到的困难肯定也是最多的。"年手术量超过1300台,手术时通常一站就是一天,早饭可能草草吃一点,中午饭根本没有希望,晚饭更是没有点,最长一次手术站过18个小时!"所以,不靠对自己狠一点怎么能做到?

周末两天飞多个地方,抢救多条生命,这已经成了朱俊明的常态。复杂手术,无论是本院的还是外院的,只要找到朱俊明,他都义不容辞。他说:"我们现在能够被同行需要,被患者需要,这其实是自己的一种成功。"

某个周末,昆明有3个患者等待手术,朱俊明正做第一台手术的时候,另两个患者主动脉破裂身亡,他们很不幸没有等到手术机会……这台手术刚下，朱俊明又加入了安贞主动脉团队微信群里的紧急会诊。患者在长沙做过手术后又出现主动脉破裂，刚到北京西站即发生了主动脉瘤压迫气管造成窒息，正从北京西站紧急往安贞医院送。出了手术室，朱俊明马上赶往机场，晚上9点抵达北京后直奔安贞医院手术室，10点多又站在手术台上，一直到第二天凌晨5点，患者活了……而就在这台手术正在进行的过程中，朱俊明又接到了三亚的电话：等待手术的患者心包填塞休克了，必须马上手术。安贞医院的麻醉医师和体外循环医师已经飞到三亚，朱俊明二话不说，凌晨5点多下了手术，直接赶往首都机场，搭7点多的航班急飞三亚，又救活了一个患者……这是朱俊明某年元旦三天假期的节奏，两天三地救了3人，之前的某个"十一"长假更甚，7天做了11台手术！20多年来，对他来说，越是周末越是逢年过节，他就越是奔忙，很少在家。现在不难想象，他为什么说睡3个小时，甚至睡1个小时就够了。

如今，这个狠角色带领着一支平均年龄不到40岁的主动脉手术团队，无论从手术数量、质量还是团队建设、科研等方面，都做到了国际领先。很多外地医生在等待朱俊明的时候，都会对患者说："坚持！只要朱俊明教授到了，你就有活的希望。"

"每抢救回来一个患者，我都像完成了一件作品。"喜欢字画的朱俊明说，"医学界的大家和美术书法大家的区别是，他们是把名字签在纸上，而心血管外科医生则是把姓名签在患者的心脏和血管上；他们一次没画好没写好，可以撕掉重来，而心血管外科医生手中只有一张'纸'，每个患者都只有一次机会，无论成功还是失败都不可能'倒带'重来。但无论怎样，我们与艺术家一样，每一个作品都追求着尽善尽美。"朱俊明也确实担负起了这样的生命重托、救治大任。

他说："医生是很崇高的、应该受到全社会尊重的职业，因为他们不是锦上添花，而是雪中送炭。我希望我们的医疗事业能不断发展，因为将来我老了也要看病的。我希望无论哪个专业，都要不断培养出出色的医生，要做到'青出于蓝胜于蓝'。我为什么对年轻的医生要求那么严？因为我希望我培养的医生，将来一定要超过我，这样才能算我成功。要是连我都不如，那我将来找谁看病去呢？"

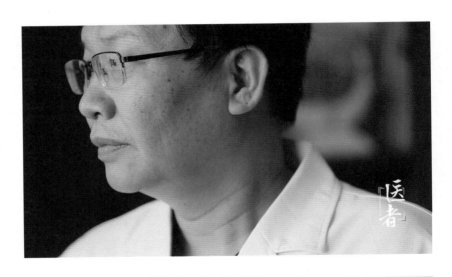

结语

　　埋头苦干30多年，一台台手术，一个个患者。朱俊明说："我辛苦了几十年，但我不后悔，虽然我的同学们经常跟我说，哎呀，你到现在怎么还这么辛苦，应该是好好享受的时候了。但我每次看到我的患者健康出院，尤其有的患者在别处都没有机会了，在我们手底下又重获新生，重新回归生活，甚至重新回到工作岗位，由此一个圆满的家庭得以保全，对我来说是一件非常非常快乐的事。这也鼓励着我继续坚持下去。"

　　时光一页页翻回，朱俊明沉默地转过身，仿佛又看到了十几二十几年前，那个泡病房，做手术"从开胸站到关胸的小朱"。不知年轻时的他是否能想到，主动脉手术的患者因为有了像他这样的医者的坚守，有一天能从20%的存活率，陡然逆转成目前不到3%的死亡率。

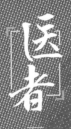

医者

非生即死之际，谁来当这个上帝？

侯晓彤

主任医师，教授，博士研究生导师

首都医科大学附属北京安贞医院副院长

首都医科大学附属北京安贞医院心脏外科危重症中心主任

首都医科大学附属北京安贞医院体外循环科主任

中国医师协会体外生命支持专业委员会主任委员

亚太体外生命支持组织理事

中国生物医学工程学会体外循环分会候任主任委员

中国医师协会重症医学分会委员

国家发展和改革委员会药品价格评审专家

北京市系统高层次卫生技术人才培养计划体外循环学科带头人

曾被评为"首都十大杰出青年医生""北京市科技新星""北京市卫生局优秀共产党员"，荣获"北京市科学技术奖"，第十二届"中国医师奖"等

在 Crit Care Med，Crit Care 等杂志发表 20 余篇论著，主持国家级课题 3 项，北京市重点课题 1 项，获北京市科学技术进步三等奖 1 项

擅长多种循环辅助装置的临床应用，并在此方面有着丰富的临床经验和独特的见解

非生即死之际，谁来当这个上帝？

导语

2020 年初，新冠病毒席卷全球，在中华大地同样露出狰狞面目，对重症患者而言，生命只在旦夕之间，越来越多的人开始渴求呼吸科 ICU 终端救命神器的帮助，它就是 ECMO。

ECMO，俗称"艾克膜"，它的全称是体外膜肺氧合，最核心的部分是膜肺和血泵，分别起到人工肺和人工心的作用。艾克膜运转时，血液被导出，经由机器将氧气交换到血液中，再输回人体，可以替代人类心脏的泵血功能。所以，艾克膜不是一种治疗手段，它存在的意义是替代心、肺功能，为真正的心、肺恢复或进一步的治疗赢得时间。同时，艾克膜的存在也意味着：心脏骤停、呼吸衰竭可能都不再是死亡的象征。

有一位在国内较早开展艾克膜临床研究的医者曾说过，艾克膜是把"双刃剑"，其最大优势在于，它是唯一能为患者抢夺时间的机器；其致命缺点在于，非生即死。

这位医者便是北京安贞医院副院长，心脏外科危重症中心主任——侯晓彤。

生死场中的抉择

关于艾克膜，最具里程碑意义的事件就是：1975 年，有一位医生用艾克膜成功救治了第一例新生儿 ARDS（急性呼吸窘迫综合征）。这是一个墨西哥弃婴，没有父母，没有名字，于是医生就给他起名 Hope，中文意思是"希望"。

提到艾克膜，有人对它抱以厚望，有人却对它诚惶诚恐。

侯晓彤所在的北京安贞医院心外重症中心是目前国内规模最大、急诊建制最完整的心、肺、血管疾病医疗中心，也是国内较早开展艾克膜临床研究的医院，被送到这里的患者往往命悬一线。

李兴起，因心脏衰竭被紧急送往北京安贞医院抢救。生命危在旦夕时，侯晓彤决定为他用上艾克膜，为医生争取抢救时间。

手术结束后，李兴起被转移到 ICU 监护，但很快，侯晓彤最担心的情况还是发生了，当艾克膜被撤下时，李兴起的血压骤然下降，血液出现感染，并伴随多器官衰竭，医生与艾克膜都已无力回天。

"老李你握我的手，使劲啊！"病房中，侯晓彤紧紧地握着李兴起的手，但这只手却渐渐失去了回应。院方通知家属后，家属表示知情，并选择放弃抢救。

李兴起，男，69 岁，于 2018 年 9 月 20 日上午 10 点 35 分宣布临床死亡。

"这样的结果或许家属能够接受，因为觉得已经尽力了，且花了大量的钱；其他医生能接受，大家也觉得尽力了，所有能上的设备都给他上了。唯有我觉得不能接受。"侯晓彤第一时间选择将内心的遗憾化作经验和教训的总结。在李兴起死亡分析讨论会上，他总结道："第一，撤机后使用的药物问题；第二，他（患者）还坚持了三四天，所以对于肝脏有问题的患者我们应该注意，要考虑他们的右心可能容易出现心衰。"

有多少遗憾，就有多少反思。有多少次死亡，就有多少次死亡分析讨论会。而会议的中心议题永远无法绕开艾克膜。

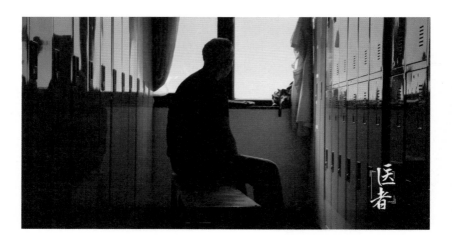

艾克膜是一台机器，它从来不是解决问题的方法。侯晓彤的谨慎正是源于一份敬畏，而那些逝去的生命也将化作一声声叹息。

侯晓彤印象最深的患者，是一个 20 多岁的大男孩。在北京安贞医院做完手术后，患者醒了，全身情况也好转了，可就是心脏功能没有恢复。在这样关乎生死的危急关头，患者虽然身体没有力量，但还是异常乐观，只要清醒着就会跟医护人员说一些俏皮话。没有人告诉他，他生的希望几乎为零。

主管的外科医生问他："你有什么特别想做的事儿吗？"结果这个阳光大男孩回答道："我能不能喝一瓶可乐？还想吃一根香肠。"

最朴素不过的愿望被达成，家属进入病房后跟他做最后的告别，撤机后，患者当即死亡……做医生最大的痛，莫过于目睹亲手抢救的患者在眼前骤然离世。而对侯晓彤而言，此刻的遗憾却远大于压力。他说："我不能接受。"

接受艾克膜治疗的患者，存活概率约为30%，治愈的患者在ICU最短4天，最长177天。2009年，侯晓彤连续用艾克膜治疗9例患者，其中4例连续死亡，他本人备受煎熬。试想一下，如果是你，连续四次无法救下眼前的鲜活生命，第五次时，你还有信心继续站上手术台吗？从这个时候起，侯晓彤就了然于胸，给患者使用艾克膜，不是选择，是抉择。

"所以，能安的尽量安上，尽管我们并不确信他是不是能活下来的那一个。"每位患者都希望自己能成为最终活下来的那一个，而站在抢救台边上的侯晓彤，却"贪婪"地希望能够救下每一个。

在一部讲述艾克膜的短片中，片尾出现了惊人的生死名单，他们都是曾在北京安贞医院使用过艾克膜的患者。两列名单，一列生，一列死，当它们以同样速度划过观者的眼前，人们才能直观地发现对比是多么地强烈——存活名单早已收尾，而死亡名单还有一大串。侯晓彤说："这份生死名单是要告诉所有的医护人员，我们其实还有很长的路要走，还有很多问题需要思考，还有很多空间急需提升。这份名单也告诉我们，有人生存了下来，但更多的人已经死去——这是鼓励，也是告诫。"

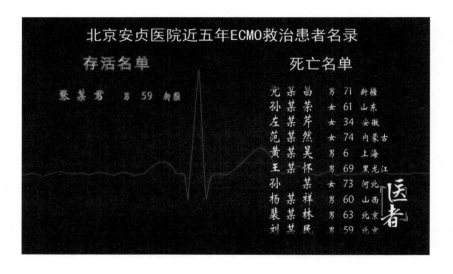

翻转这份生死名单，是侯晓彤一直渴望做到的事情。

愿所有的遗憾，都是奇迹的铺垫

人生难免有意外，转瞬即是生死。逆转生死，我们称之为奇迹。

所以有人说："艾克膜做多了，满手奇迹，医生会变成上帝。"

侯晓彤却说："上帝知道这人能不能活下来，而我不知道。"

魏宗凤，49岁，心脏搭桥手术后室颤不止，右心房已经多次停跳，心内出血和心脏受压导致心衰，几乎所有的心内重症表现都汇聚在魏宗凤的胸中，艾克膜辅助心肺功能已经23天。

这天，魏宗凤突然示意要和侯晓彤说话，而侯晓彤已经猜到她想说什么。

在此之前，4次病危通知书，4次开胸止血，这是常人根本无法忍受的折磨，魏宗凤多次表示想放弃治疗，不上艾克膜，但她的家人并不知情。

魏宗凤的家庭条件并不好，几十万的治疗费都是东拼西凑借来的，全家举债和常人难以想象的折磨，换来的很可能是生活无法自理的未来。在这样的现实面前，艾克膜所带来的社会、家庭、伦理问题一览无余。

医学不光是科学，因为一位患者的生存或死亡还关系到他的社会关系和家庭状态。

曾经有一位患者的儿子哭着对侯晓彤说："您救一下我母亲吧，我母亲没有了，我的家就没有了。"

侯晓彤说："从伦理上来说，我们应该不惜一切代价抢救所有患者，但有时候又不得不考虑现实的问题，这就很矛盾。首先，社会资源是有限的，我们不可能花所有的精力，国家也不可能花那么多资源去抢救一些生存可能性较小的患者。其次人的生命到底值多少钱？对于经济条件比较好的患者，我们可以不惜一切代价去抢救，哪怕他的生存概率比较低，但当我们碰到的患者是一个可能要把自己房子和地都卖掉的农民，又该如何考虑呢？"

"医生要做到技术精湛，同时还要有仁心，我们总说生命无价，但到最后可能还是有'价'的。所以我经常思考这个手握ECMO的'上帝'该怎么当，该怎么去判断一个人的生死，甚至是一个家庭的'生死'。所以呢，其实谁都不想做这个'上帝'。"

2018年9月22日上午8点，魏宗凤病情告急，由于使用艾克膜达成的体外循环条件要使用大量的肝素抗凝血剂，患者自身凝血功能变差，艾克膜与心脏的连接口一直处于渗血状态，形成多个血块压迫心脏。外科医生对魏宗凤进行了第五次开胸手术，清除血块。

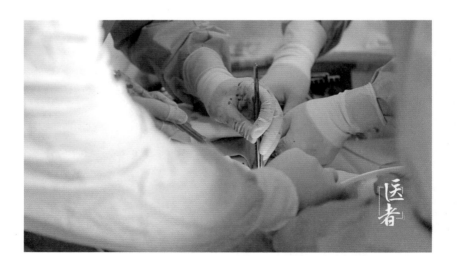

此时，侯晓彤决定撤除艾克膜，换上另一种轻型装备 IABP（辅助心脏跳动设备），因为艾克膜引起的并发症，有可能造成患者的凝血紊乱，所以一般是能早撤就早撤。但对于侯晓彤来说，接下来要面对更大的难题，因为在这之后，一切都要靠魏宗凤自己坚持才能活下去。而魏宗凤，也确实做到了。

9 月 27 日上午，在 IABP 连续维持 6 天后，魏宗凤终于好转，生命体征达到标准。IABP 可以成功撤机了，魏宗凤的家人也给她办理了转院手续，心脏治疗告一段落。

五次开胸，长达 20 多天的转机守护，侯晓彤终于松了一口气，在今年的生死名单上，至少有一个名字被翻转了。

石涵宇，患有世界罕见的先天性心脏病：全冠状动脉起源于肺动脉，得这种病的孩子活到 1 岁的概率不足 10%，而石涵宇活到了 3 岁，这已经是生命的奇迹。

随着石涵宇年龄的增长，其心脏不得不逼迫自己长大，来扩张单一的输送氧合血通道。所以此时，石涵宇的小小身躯内长着一个比成年人还要大的心脏，当自身无法承担这样的负荷时，它就会变成一颗"定时炸弹"。

为了这场罕见的手术，外科医生团队已经筹备了半个多月，他们知道石涵宇很可能下不了手术台，因此，提前跟侯晓彤的艾克膜小组打好招呼，为孩子的生命保驾护航。

外科医生先给石涵宇做好移植手术，接下来就是等待心脏的复跳。

大约 45 分钟后，石涵宇的心脏终于跳动，但随之而来的是强烈的室颤，在进行了多次除颤之后，依然不见好转，医生们最担心的难题再次出现。

如果不使用艾克膜，石涵宇很可能挺不过这一关。而一旦用了艾克膜，就要抗凝，抗凝就会导致出血，患者的生存概率仍然只有 50%，并且需要承担高昂的治疗费用。

最终，石涵宇父母还是决定赌一把。得到确认消息的手术室内，外科医生对石涵宇进行了第二次开胸，慎重起见，他们决定再次进行事故排查。98 分钟后，艾克膜安装成功，石涵宇的心率和呼吸渐渐平稳。

当天下午 5 点整，连接着艾克膜的石涵宇被缓缓推入儿科 ICU 进行监护。

外科医生离开后，侯晓彤和艾克膜小组成员要争分夺秒计算时间了。对于孩子来说，艾克膜与人体的连接，4 天是一个分界线。

上了艾克膜的第 3 天，石涵宇父母彻夜未眠。但他们不知道，病房里的石涵宇在此时表现出了非常顽强的生命力，侯晓彤不敢懈怠，决定次日撤机。但艾克膜撤机能否顺利，所有人都要再闯一次关。

当 2018 年 9 月 30 日开胸撤机时，医生发现石涵宇胸腔内已有大量血块，好在发现及时，如果再迟一步可能就会压迫心脏。

撤机后的石涵宇会沉睡许久来帮助自身恢复。他会苏醒吗？

结语

2018年10月9日清晨，石涵宇苏醒了。幸运的他，成了有文献记载的全国第一个、全世界第三个全冠状动脉起源于肺动脉存活者，这是一个连侯晓彤都感到意外的奇迹。而奇迹降临那一刻的欣喜，正是侯晓彤坚持到今天的最大动力。石涵宇妈妈说等孩子长大后，一定要把这段惊心动魄的经历告诉他，让他今后在学习上、择业上，考虑学医去帮助更多的人。

此时，石涵宇母子之间再平凡不过的对话在侯晓彤看来，都是那么地弥足珍贵，令人感动而欣慰。

石涵宇妈妈："好几天没摸着妈妈胳膊睡觉了，是不是？"

石涵宇："妈妈。"

石涵宇妈妈："哎。"

石涵宇："你抱抱我。"

石涵宇妈妈："好的好的，妈妈抱抱你。妈妈在这儿呢，小宝贝。"

……

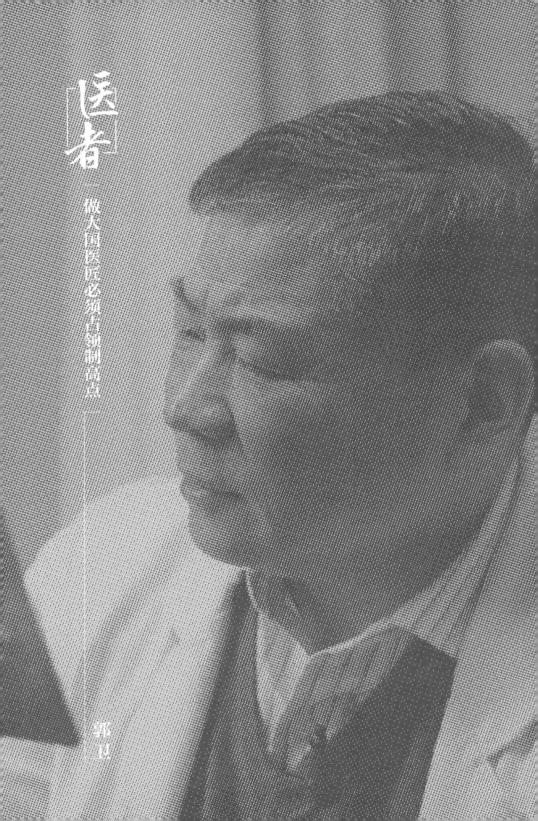

医者

做大国医匠必须占领制高点

郭 B

主任医师，教授，博士研究生导师

北京大学人民医院骨肿瘤科主任、骨科教研室主任、骨肿瘤研究室主任

亚太地区骨肿瘤学会（APMSTS）前任主席

国际保肢学会 (ISOLS) 前任主席

国际骶骨骨盆肿瘤研究协作组 (Sacro Pelvic Tumor Study Group) 主席

东亚骨与软组织肿瘤研究协作组 (EAMOG) 成员

国际结缔组织肿瘤协会 (Connective Tissue Oncology Society) 成员

儿童肿瘤协作组 (COG) 成员

中华医学会骨科学会骨肿瘤学组前组长

中国医师协会骨科医师分会骨肿瘤学组名誉组长

致力于骨与软组织肿瘤的临床与基础研究，获 10 余项国家及省部级以上
奖励，主持"原发恶性骨肿瘤的规范化切除及功能重建的系列研究"获
国家科技进步二等奖

擅长复杂骶骨、骨盆、脊柱肿瘤的外科切除与重建，四肢恶性骨肿瘤的
保肢治疗

做大国医匠 必须占领制高点

导语

恶性骨肿瘤，俗称"骨癌"，是迄今为止人类发现的最古老的癌症（美国科学家在 12 万年前的穴居人肋骨中发现了最古老的人类肿瘤），也是致残率最高的癌症。十几万年后的今天，这种疾病仍能给人类带来毁灭性的打击，而被病魔选中的大多是 10 ~ 25 岁的青少年，患者常常为了保命而被迫截肢，但可怕的是，截肢也不一定保得住命。所以有人说："如果人这辈子注定要遭遇恶性肿瘤，我希望不要是骨肿瘤。"

要说中国有哪个学科的影响力在世界医学领域可以名列前茅，骨肿瘤绝对是其中之一。而造就这一影响力的，正是北京大学人民医院骨肿瘤科主任——郭卫。

七号手术间的突围

北京宫门口胡同附近的平房区，是许多骨肿瘤化疗期的患者和家属们选择租住的地方。这里离北京大学人民医院有半个小时的步行距离，来自天南海北的人们在这里成了暂时的邻居。骨肿瘤的化疗是一个漫长的过程，化疗期的孩子们往往胃口不佳。家长们往返于病房和出租屋，变着花样地为自己的孩子做着各种饭菜。

临近春节，一位来自江西的妈妈第一次包饺子，她的儿子刚刚完成首期化疗，而一位来自湖南的爸爸则娴熟地为她的女儿炒了 3 个鸡蛋。

骨肿瘤好发于青少年，孩子得病，往往让整个家庭陷入痛苦和绝望。在北京大学人民医院骨肿瘤科的病房里，每一张病床上的患者背后，都有一段令人揪心的经历。

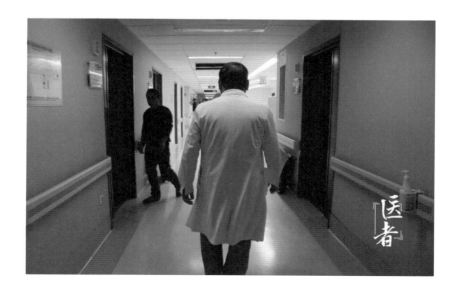

郭卫的门诊里多是慕名而来的家长，他们跋涉千里只为寻得一线生机。家长们连连的恳求除了保命还有一项——保肢。

孙思航，18岁，即将进行第四次化疗。噩梦始于3个月前，最初她只是跑步时腿疼，但很快就疼到无法入睡。随即她被确诊患有一种恶性程度极高的骨肿瘤——骨盆骨肉瘤。发现时肿瘤已经侵犯到孙思航的整个右侧骨盆和右侧骶骨，经过两个月的化疗，肿瘤没有丝毫缩小，而这一次化疗，她的父母依旧抱有希望。但是孙思航的主治医生郭卫清楚，失败的可能性仍然很大。

2019年春节前一周，孙思航第四次化疗的结果出来了，是坏消息。这次化疗药物与肿瘤交锋的失败，提醒郭卫手术要尽快了。

郭卫要进行的手术是最为复杂困难的骶骨、骨盆肿瘤切除手术，它被称为全世界最难的手术，也曾经是外科医生不敢触碰的禁区。因为骨盆环部位解剖复杂，盆腔内血管、神经密布，更有直肠、膀胱、输尿管、肾脏等脏器，手术中通常出血汹涌，内部就像是下过一场大雨的乡间小路，泥泞不堪。可想而知，要在尽可能保留神经、血管的情况下把肿瘤切除干净已经十分困难，比这更难的还有无法遏制的出血问题。术者除了要艺高人胆大，更要心细如发。下刀的深度、线锯的角度，都要经过数次预判。功能重建更是困难，要兼顾力学与美学，它是郭卫的执着。

"即使在美国，医生做这个手术也没有什么经验，做得非常慢，一次性做完的话很可能会因为出血太多而导致患者死亡，所以必须做一半之后，让患者去监护病房休息、输血、调整，过两天再做另一半。可见这是一个非常复杂的手术。"

虽然做了充足的准备，但因为瘤体过大，孙思航的手术依旧让郭卫感受到了压力。

郭卫说："早期做骨盆骶骨肿瘤手术时，术中出血非常多。有的医生经历过术中输血70 000毫升的情形，把全北京市的血全部调来，不停地输，不停地出。血换了十几二十遍，满地都是血，最后人也没救过来。非常可怕。"

如今，在拥有了一系列止血技术的前提下，郭卫仍然申请了3000毫升的备血，以便应对术中有可能出现的出血意外。

郭卫进行的手术通常固定在七号手术间。一台骨肿瘤手术，用到的器械多达上百种，是所有手术中最多的。手术中，锯、敲、凿、拧、钻等各种工具轮番上阵，对医者而言，这既是脑力的考验，也是体力的挑战。

孙思航的肿瘤紧贴着肾脏、坐骨神经、髂动静脉等重要脏器和大血管。郭卫在术前已经栓塞了为肿瘤组织供血的主要血管，在减少出血的同时，可以保证手术视野的清晰。

一个半小时后，手术台上的节奏突然放慢了。郭卫说："我平常比较急，一干细活时我反而不着急了。"因为他要慢下来尽可能保护好这些重要的神经，只有这些神经保住了，孙思航才有站起来的可能性。

随着手术创面的扩大，孙思航的出血开始增加，郭卫让同事撑开提前放入腹主动脉的球囊，阻断了下肢的血流。球囊一旦撑开，就意味着手术进入了关键时刻。接下来一个小时之内没有血流的干扰，郭卫必须在这宝贵的时间内拿下被肿瘤包裹的半侧骨盆。

由于癌细胞已经侵犯到骨盆，现在郭卫必须用钻和锯把骨盆和肿瘤一起拿下。随着肿瘤的成功剥离，孙思航的半个骨盆也没了，郭卫要现场调整出一个适合孙思航的人工半骨盆，目前国内通用的人工半骨盆也是郭卫的发明。

最初的骨盆是像量体裁衣一样定制。但术中截骨时，可能没有完全按照所预想的大小或形状去截，这样就可能导致截完以后安定制型骨盆时却对不上。所以郭卫就设计了一种组合式可调整的骨盆，以确保在各种情况下都能安上。

接下来郭卫要用一截异体骨来代替被切掉的骶骨，在固定之前，他要反复调整，直到它变成合适的大小。又是一番锯、削、敲、凿、拧之后，人工半骨盆即将重建完成。

经过了五个小时的手术，郭卫和团队医生仍守在孙思航的床边。骨头重建的质量关乎女孩今后数十年的生活，而保肢是否成功，此时只需要一个小小的信号——大脚趾能动。

"动了！动了！"随着病房里一阵皆大欢喜的欢呼，郭卫心里悬着的石头也终于落了地。

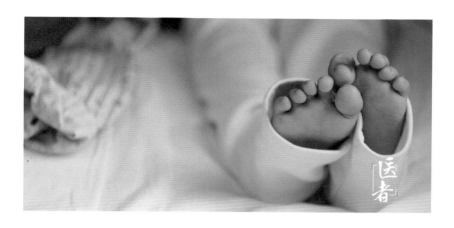

另一位小伙颜振非，27 岁，他曾怀抱着济世救人的梦想考入了医学院，之后成了一家药企的临床药物监察员，参与过不少抗癌药物的临床试验。然而，命运似乎和他开起了玩笑——他的家庭竟然频频与癌症"狭路相逢"。颜振非 17 岁时，父亲因肺癌去世；25 岁时，母亲被查出乳腺癌；26 岁时，自己因频繁发烧，去医院检查后被确诊为骨盆尤文肉瘤，这是一种高度恶性肿瘤。

"有些事情真是九九八十一难"，颜振非开了一个公众号，用来记录自己完整的患病经历，不断整理自己的思绪，也为自己打气。"不就是面对吗，不就是忍耐吗，我们可以疼，可以喊，甚至可以哭，但绝对不能怂。终有一天这些都会结束的，前方乌云密布，走过去就是一片青天！"

10 次痛苦难捱的化疗过后，颜振非等到了一个让他绝望的结果——半盆截肢。

带着不甘和恐惧，颜振非找到郭卫，希望能有更好的解决方案。他的愿望非常强烈：要活下去，也要保肢。

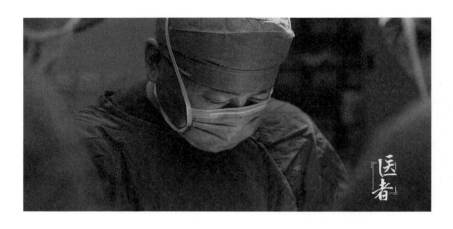

　　综合分析研究后，郭卫找到了一个突破口。之前的 10 次化疗让颜振非的肿瘤范围已缩小至骨内，郭卫考虑右侧半骨盆能不能不全切，只切除病变的髂骨和部分骶骨，这样一旦手术成功，术后患者就可以恢复站立和行走的功能。

　　这个看似比半盆截肢简单的方案，实则有着更大的难度和风险，因为对于主刀医生来说，选择这个方案意味着更小的切口，更窄的操作空间，更刁钻的截骨角度。这台手术需要两种体位，先是俯卧位，分离血管神经，用 4 根钉棒固定骨盆，制定截骨位置。郭卫完成这一步只用了 10 分钟。接下来是肿瘤切除，颜振非被调整为侧卧位，最难的部分开始了。

　　截骨的位置虽然已经确定，但从哪个角度去截，才是郭卫面临的难题，既要把线锯放进去，还要保证线锯不会拉伤血管。郭卫在这个环节用了一根最简单的塑料管，最大限度地保护血管，手术进行到一个半小时，在锯下一块肿瘤组织之后，颜振非的出血增多了。

　　郭卫临危不乱，妥善控制好出血，随后将一段完好的截骨补到了缺损处，并用钉棒加以固定。

这样的一台手术即使放在国外通常也需要十几个小时，而郭卫仅用了不到 4 个小时就完成了，并且术中出血量不到 1000 毫升。和最初预想的一样，颜振非的骨盆和腿都保住了。

手术后的第 15 天，颜振非出院了。他已经可以在妈妈的搀扶下短暂地站立，他的女朋友也一起来接他回家。虽然术后的神经痛还在持续，虽然后面还有十几次化疗，虽然病魔依然凶险，但他的笑容明显多了起来。郭卫也又一次感觉自己"生活质量不错"。因为女儿经常半开玩笑半认真地抱怨："我爸这生活太单调了，整天就是开刀，上门诊，回来就睡觉。"对此郭卫说："我唯一就是在'替患者保住命，替患者保住腿'这件事上觉得自己生活有质量了，很有成就感。"

从束手无策到国际领先

郭卫曾笑称："学医对我来说算是一个美丽的意外。从小我就喜欢动手，小时候家里很穷，我们家 4 个孩子，就我母亲一个人工作。冬天了要支个烟囱，我就去街上捡一块破铁皮回家打一个烟囱。我是从工厂里考到大学的，上大学以前在工厂做过木匠、钳工、模具工。学木匠时，本来试用期是半年，结果 3 个月后我就转正了；干了一年，我自己打了一套家具给我姐姐做嫁妆。过去钳工会做很多机械设计的东西，我后来设计好多骨盆都是源于我从前有过类似工作的经验。随着工作时间的增长和工作内容的深入，我越来越发现自己还挺适合当一名骨科医生。"

1995年底，郭卫前往当时的国际著名肿瘤中心——美国纽约纪念斯隆凯特琳癌症中心骨肿瘤科进修。这次长达两年半的学习，让郭卫深刻认识到这种疾病的残酷：超乎寻常的出血量和百分百的复发率。即便当时美国已经拥有世界上最先进的骨肿瘤治疗技术，但依旧无法攻克这两大难题。1998年，郭卫回国，而那时北京大学人民医院的骨肿瘤科刚刚成立一年。

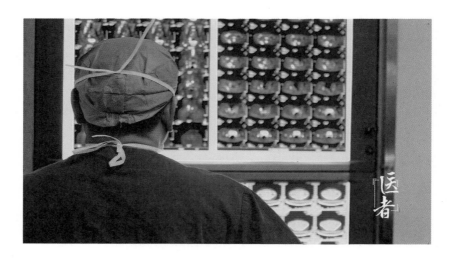

郭卫说："这是全世界的难题，没有人能解决，我们必须要去解决。"所以2002年郭卫当上骨肿瘤科主任以后，就决心要在骨盆、骶骨肿瘤外科治疗这个领域干出一番中国人自己的事业。而这一切与郭卫的性格密不可分。

"我父母都是争强好胜的人。我母亲是一名教师，小时候她对我要求很严，我考 99 分都要挨揍，没有考 100 分，她就说你肯定还是没用心。必须全班考第一，她才满意。所以我的性格里也有争强好胜的因子。我们这一辈赶上了好时代，有机会去实现自己的理想、抱负，那就要做一些别人做不了的事。"

当时要解决的问题主要有三方面：一是如何能够将肿瘤整块完整切除，降低肿瘤的局部复发率；二是如何能够减少术中出血量，降低手术的风险；三是如何在骨盆切除后最大可能地恢复患者的身体功能。

因为没有经验可循，郭卫只能带领团队不断地尝试，一步一步探索，像攻关项目一样全科出动，全力以赴。从束手无策到国际领先，郭卫走了整整 20 年。最终一步步解决了术中的出血控制、肿瘤的规范化切除以及功能重建等问题，大大缩短了手术时间。

2005 年我国在国际上首次报告一期前后路全骶骨切除术，平均手术时间 9 个小时左右，是世界上完成该手术时间最短、出血最少的术式。2009 年我国又在国际上首次报告单纯后路全骶骨整块切除术，平均手术时间 4 ～ 5 个小时，平均出血量 2 000 ～ 3 000 毫升，创造了令外国人完全不敢相信的手术速度和质量。

同时，郭卫于 2002 年便开始带领团队设计使用组合式半骨盆置换重建髋关节功能；2008 年开始设计研发"钉棒半骨盆假体"，将人工半骨盆假体固定于腰椎和骶骨上，并设计了双齿轮结构，方便术中髋臼前倾角度的调节；2014 年设计研发了第二代"钉棒半骨盆假体"，利用 3D 打印技术将假体的骶骨接触界面设计成金属骨小梁结构，使得假体和骶骨能够融合为一体，实现人工假体的长期使用；2015 年设计研发了第二代组合式骨盆系统 GPS (Globle Pelvic System 3D 打印组配式人工半骨盆假体)，这是目前国际上公认的最好的骨盆肿瘤切除后功能重建的方法。所以郭卫非常自豪地说："现在在重建骨盆方面，全世界没有一个国家比我们做得更好。"

"什么叫进步？进步就是创新！"意识到技术创新重要性的郭卫，要求自己每年要有一个发明创造。

截至 2019 年，郭卫团队共设计研发了 10 余种人工假体，获得发明及技术新型专利 19 项，累计收治患者 30 000 余例，累计完成骶骨及骨盆肿瘤切除 6 000 余例，其中 5 000 余例患者成功保肢，局部复发率降到了 10% 以下。今年 63 岁的郭卫仍然想至少干到 70 岁，甚至只要身体允许，像"中国肝胆外科之父"吴孟超那样，90 多岁还坚持做手术也是可以的。

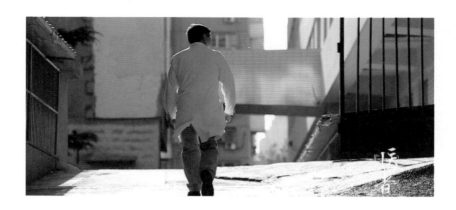

结语

"从开始学医那一天起，我就想做一个大医生，做一个有名的医生，做一个好医生。"

即使做成了世界上最难的手术，带领的学科也达到了国际领先的水平，郭卫对自己仍不满足。

"我是一个追求完美的人，无论做任何东西，如果我觉得这个东西还可以更好，但我没有做到更好，我就会觉得非常郁闷。能工巧匠是干出来的，医学也需要突围。"

这样高要求的结果，就是让中国的骨肿瘤患者有了全球最好的生活质量和最高的医疗服务水平。郭卫有十足的底气对他的患者说："我们一定会让你得到全世界最好的治疗，因为全世界最好的治疗就在我们这儿。"

仁而立

仁者之爱，
生命之利，
是为医者

第七章

耄耋之年，仍在门诊查房；
白发苍苍，还在创造希望。
这一生，与不可能较量，
为无数生命的黑暗，点亮了一盏倔强的烛光。
他们的胸前，挂着一枚勋章，
仁心大道，笔直宽广，白衣飘飘，为人榜样。
书写着医者之大，传扬着博爱馨香。

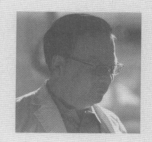

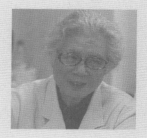

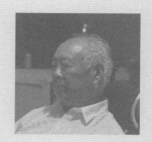

07

医者

一 我们是信念比生命更重要的一代 一

郎景和

医者 ｜ 郎景和

主任医师，教授，博士研究生导师

中国工程院院士

北京协和医院妇产科名誉主任

中华医学会常务理事

中国医师协会妇产科分会会长

《中华妇产科杂志》总编辑

国际欧亚科学院院士

美国妇产科学院（ACOG）荣誉院士

英国皇家妇产科学院（RCOG）荣誉院士

亚太地区妇科内镜协会（APAGE）主席

欧洲妇科内镜协会（EAGE）常务理事

美国妇科腹腔镜医师协会（AAGL）常务理事

曾荣获国家科技进步奖、卫生部科技进步奖、教育部科技进步奖、中华

科技进步奖、华夏奖等 12 项，并荣获 2004 年度何梁何利科技进步奖、

全国五一劳动奖章，被评为北京市劳动模范、全国高校教学名师、北京

协和医学院杰出终身教授等

发表学术论文 600 余篇，主编（译）著作 30 余部，个人专著 20 余部

擅长子宫内膜异位症、生殖道畸形、妇科肿瘤及疑难妇科疾病的诊治

我们是信念比生命更重要的一代

导语

北京协和医院，中国西医的发源地，汇聚了中华人民共和国最初的一代名医，"万婴之母"林巧稚就是其中极具代表性的一位。

郎景和有幸师从林巧稚，老师时时刻刻展现出的仁爱与敬畏深深触动了他，并引领他走上了医学人文之路。

郎景和的办公室里至今仍挂着老师林巧稚的画像，他说："林大夫影响了我的一生。我们和许许多多被她教育、被她救治、被她感动的人民一样，永远谨记她留给我们的珍贵礼物。对知识和技术的渴望，对真理的追求和理解，对人的善良、同情和关爱，以及用毕生力量改善人与社会健康的智慧。"

引铃

1984 年夏天，45 岁的郎景和到挪威奥斯陆做访问学者。一天晚饭后，他散步路过一户人家，正巧看到女主人从屋里出来叫老伴儿吃饭，因不忍高呼惊扰，便取下屋檐上的铃铛轻轻摇晃。老伴听到清脆的铃声，欣然放下手中的工具起身回屋用餐。这般美好的瞬间让郎景和仿佛置身于北欧童话中，具有召唤寓意的铃声也令他难以忘怀。

这便是郎景和收集铃铛的开始，35 年后，在挂满各类铃铛的办公室里，他颇有些自豪地笑称："这只是我所有收藏的 1/12。"

世事往往如此，最深的羁绊常有最简单的缘起。可单纯的爱好或许无法支撑郎景和花费数十年光阴，从世界各地收集来这么多铃铛。

"铃是什么？铃是古代郎中的象征，听到铃声，就知道是先生来了，这其中还有一个故事。据说药王孙思邈有一天看完病回来，夕阳西下，在一个山坡上，他看见一只斑驳大虎在那里张牙舞爪又很痛苦。孙思邈近前一看，原来老虎的口腔里扎了一根大骨头，闭不上嘴，很疼。于是他就用铃铛把老虎口腔撑开，帮它把那根骨头拿掉，老虎得救了。所以铃铛还有另外一个名字，叫虎撑。"

对郎景和而言，听铃既是放松，也是修行。每一声铃响，都像是在提醒他不忘古代"铃医"穿街过巷、栉风沐雨，只为解除人间疾痛的医者初心。

铃医卧虎藏龙。扁鹊、华佗、李时珍的祖父，都是铃医。

郎景和不是铃医，却继承了最纯粹的"铃医精神"。来自天南海北的 4000 多个铃铛，记录了他治病救人的大半生时光。

正如他所言：铃是召唤，也是指引；铃是祈福，也是吉祥。

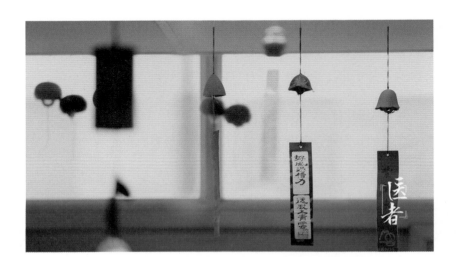

仁心即人文

2019 年 8 月 19 日，第二届中国医师节上，郎景和作为受邀嘉宾发表演说："人文关怀和人道主义，这大概是医学的本源和医疗的精髓，我们应该兴起一个医学人文的风暴。"

在郎景和眼中：所谓医学人文，恰是每一位医者的仁心。

仁术即人道，仁心即人文。

医者仁心，小可律己惠亲，大能护国守民。

郎景和从小写毛笔字，父亲经常耳提面命：姿势坐正，才能把字写正。这后来成了他的处世箴言："坐正，做正"。

"坐正"是要钻研医术，以专业为本，不能行旁门之法；"做正"是要坚守初心，以患者为重，不能被利欲左右。

相比 60 岁正常退休，郎景和的退休年限已经延迟了 20 年。每天早上 7 点 10 分，他从位于北极阁三条 26 号的协和医院老宿舍出发，走路 10 多分钟到协和医院，开始一天的工作，雷打不动。

这是医者仁心，也是精诚所致。

郎景和每天到医院做的第一件事，便是热情地同每一位医院的工作人员打招呼。同事、保安、清洁工人，他都一一问好。

医院里，每一位工作人员的劳动都很重要，但待遇却因社会分工的不同而有所差异。对此，郎景和看在眼里，他说："这些保安、清洁工人都很好的，他们即使偶尔求你帮忙，也都是怯怯地问一句：'郎医生我能加个号吗？'生怕给我们添麻烦。这时候你一定要答应他！可能其他科室的医生来打招呼，我还会根据情况有所拒绝。但对他们，我一定会答应！"

这既是郎景和对每个医疗从业者的一种尊重，也是半个世纪中，他关心人、热爱人的生动写照。

这是医者仁心，善邻惠亲。

现年 81 岁的郎景和在国内外载誉连连，在 2020 年的中国医师节上，他接受聘书，成为中国医师协会道德建设委员会主任委员和奥斯勒研究会会长。2019 年，他被受聘为英国皇家科学院院士和美国科学院院士。从医 50 多年收获的一众名衔里，他还是最喜欢别人叫他一声：郎大夫。

　　作为妇产科主任，烙在郎景和身上最深的印记便是"女性健康守护人"。出生于吉林省汪清县一个静谧小镇的郎景和少年时期无忧无虑，唯一的遗憾就是母亲常常生病。这埋下了他日后弃文从医的种子，也种下了他把每一位患者都当做母亲般关爱的初心。他在书中写到："我一生只会做一件事，关于病与痛的消除，而且是关于妇女的。"

　　有一天，郎景和挥毫泼墨，写下"我永远站在母亲的眼泪中"并发到他的"郎孩一族"研究生群里，他说："这里的母亲可以理解为最亲近的人，包括祖国。"医术无国界，医生却有故土。郎景和希望

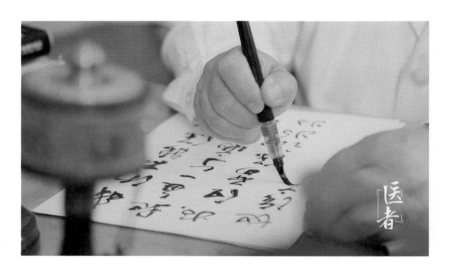

每一位医生都能守护好祖国大地上的万千子民。

这是医者仁心，护国守民。

"万婴之母"的衣钵

"万婴之母"林巧稚，是北京协和医院第一位中国籍妇产科主任，也是郎景和的老师。

时光倒退 57 年，当时中华人民共和国高等教育部对协和医院的办院要求是——保留种子，选拔精英。而这样的精英式教育，近百年来都不曾懈怠。这个时期进入北京协和医院的郎景和，填报了 3 个科室的志愿——外科、内科、妇产科。此时的他对于妇产科还没有特殊的情感，直到他被林巧稚挑中。

林巧稚出生于福建厦门鼓浪屿，父亲给她取名"巧稚"，寓意一生灵巧天真。5 岁时，林巧稚的母亲因患妇科肿瘤病故。亲人去世的痛苦让她树立了一个终生理想：怀着非凡的爱做平凡的事。1929 年，立志从医的林巧稚留在了北京协和医院。

1941 年正值抗日战争时期，北京协和医院被迫关停。林巧稚心里挂念着那些女工、农妇，于是在离协和医院不远的一条胡同里开办了私人诊所，并主动将挂号费由 5 角降为 3 角。整整 6 年时间，林巧稚帮助了 8 887 名贫困"姐妹"解除病痛。老百姓因为热爱她，叫她"万婴之母"，甚至把自己的孩子取名为"念林""怀林""敬林"。

林巧稚终身未嫁，没有子女，她自己曾笑谈："我的唯一伴侣就是床头那部电话，我随时随地都是值班医生。"

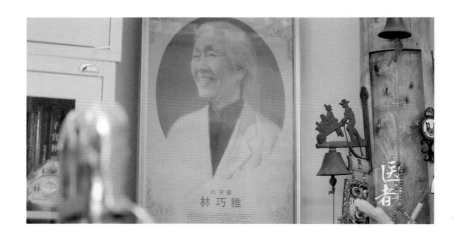

当郎景和进入北京协和医院妇产科时，林巧稚已经 63 岁。当时，协和医院的妇产科主任正是林巧稚。作为中国妇产科学的主要开拓者和奠基人，她颇具前瞻性地规定：每一年妇产科都要留下一位男医生。主动报名妇产科的郎景和就这样被林巧稚挑中了。在林巧稚严苛的训练下，郎景和迅速成长为一名成熟的妇产科医生。

1980 年，林巧稚因患脑血栓入院治疗，缠绵病榻的 3 年中，她仍坚持参与《妇科肿瘤》的编写。50 余万字的著作，浓缩了林巧稚毕生对妇科肿瘤的探索和研究，记载了她为医学事业所尽的最后一份力。

1983 年 4 月 22 日，弥留之际，林巧稚仿佛又回到了紧张的手术台前，她喊道："快拿来！产钳、产钳……"护士拿来一个东西塞在她手里。几分钟后，她的脸上露出了平静安详的微笑："又是一个胖娃娃，一晚上接生了 3 个，真好！"

这便是她临终的最后一句话。

一个人或许会随着生命逝去，一种纯字品格却将永远留存。

林巧稚的谆谆教诲时常在郎景和耳边响起，他在书中写道："作为医生，我们总以为治好了病就是救活了人，算是尽职了。可在林医生看来，这恐怕只对了一半。人不是机器，患者不等于出了毛病的机器，人有思想，有感情，有家庭，有亲人。"

郎景和在《永远记着老师》这首动情的小诗里倾诉：
教我们的人，永远是我们的底色，
从青出于蓝，到青胜于蓝。

教我们的人，永远是力量的源泉，
从托扶的双手，到坚实的双肩。

教我们的人，永远是闪烁的明星，
从扑朔迷离，到勇敢向前。

教我们的人，永远不能相忘，
从江河如世，到日月经天。

灯塔

有记者曾问郎景和的夫人——北京协和医院教授华桂茹是怎么看上郎大夫的。她回忆说当初去他们病房会诊，看见郎景和病历写得好：认真，仔细。同为医生的华桂茹很清楚：这样的人，不会差。

"这根线缝在你的宫颈上，也勒在我的脖子上。"在给一名因宫颈内口松弛而习惯性流产的患者做完手术后，郎景和对她说，"我怕它再掉，我怕它再松，我怕你再流产。"

这位患者曾怀胎数次，然而每每到了第四五个月就会流产，为此她特来向郎景和求助。郎景和知道，这样的患者往往将自己视作最后的希望。这便是"勒住"他颈项的那根线——叫信任，也叫责任。

所幸，手术很成功，她的孩子最终经历十月怀胎平安分娩。至此，郎景和才算彻底舒了一口气。

从医至今，郎景和早已记不清这根线曾多少次在自己的脖子上勒

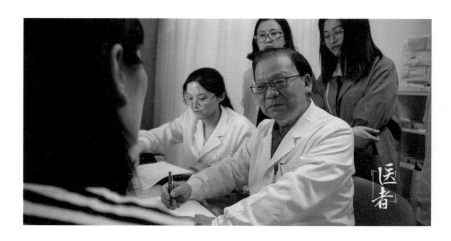

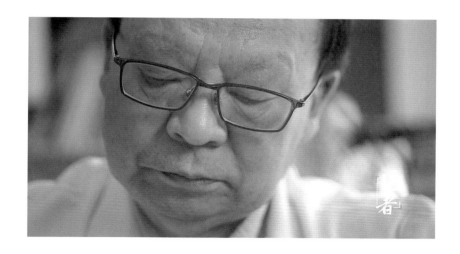

紧又放松:"这个世界上大概没有一个职业能比医生更让你牵肠挂肚。无论在任何时候:开会、吃饭、睡觉、度假,一个电话来了,只要是一个成熟的医生,都会放下手中的一切,毫不犹豫地去解决问题,剩下的都不重要——因为他是我的患者。"

这种信念,被郎景和深深地贯彻到每一个工作细节之中。即使是一个刚做完小手术的患者,郎景和也一定要等到她状态平稳下来才会离开医院。在临走之前,他还会特意叮嘱值班医生晚上九十点的时候再给他打个电话。有时值班医生没打,郎景和也一定会主动打过去询问一遍患者的情况才放心。

"'我是你的医生',这不是一句口号,这代表我要对这个患者负责。"在郎景和眼中,一名医生对患者的责任,和一位父亲对儿女的责任一样。

所以,失去一位患者,对医生来说其悲痛程度亦不亚于失去一位至亲。

卵巢癌，发病率居妇科肿瘤第三位，但病死率却居首位，这也是郎景和半个世纪以来的老对手。如今，只要发现够早，90% 的卵巢癌均可治愈，但在 40 多年前，人们面对卵巢癌，不论医者还是患者，都没有现在这般镇定。

有个病例郎景和记忆犹新：很多年前，他应邀去洛阳支援医疗，遇到一个卵巢癌晚期患者。以当时的医疗观念来说，基本可以放弃了。但患者家属对"北京来的医生"还抱有幻想，不停争取："给她做手术吧，不做就是等死，做了或许还有一丝丝希望，还可以给当地医生一个学习的机会。"

明知山有虎的郎景和做好万全准备，之后手术过程也很顺利，但就在手术快完成时，患者的心脏不行了。听到当地医生正在议论刚才的手术过程，说郎景和的手术做得真好，向来温润谦和的郎景和忍不住发火，爆了粗口："好个屁！病人都不好了！"

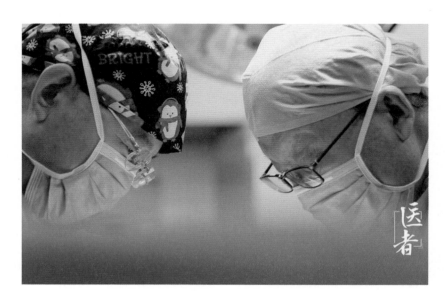

让郎景和发怒的自然不是同行的褒贬，而是面对患者的生死时，自己的无能为力。

生死不是概率，生命也不是数字。每一位逝去的患者，都曾有过自己动人的一生，这常常让郎景和思念起自己的母亲。

童年的东北小镇，夏日炎炎，郎景和的父亲在堂屋搭一个木板床给他午休，母亲就在身边，不停地摇动着手中的扇子，只为让他享受片刻的清凉。待他快要睡醒时，母亲会再用一块微凉的毛巾，轻搓他的手，直到将他唤醒。

在郎景和的记忆中，母亲永远如此温柔、细心，仿佛从来没有跟他发过一次脾气，说过一次气话，但就是这样一位极为善良的母亲，却一直饱受着肺炎的困扰，并最终因病去世，离开了自己最爱的儿子。这是一直热爱文学的郎景和最终"弃文从医"的内因，也是他心中永远的痛。但母亲给郎景和留下的不只是身后的回忆，还有被照亮的前方。

1976 年 7 月 28 日，这是一个让无数中国人难忘的日子。这一天，唐山发生了 7.8 级大地震，共造成 24 万余人死亡、16 万余人受伤。多年后的今天，每每谈起此事，人们依然对那个夜晚心生恐惧。

而同样在那一天，当所有人都在拼命出逃时，郎景和却淡定自若，一步也没有离开产房。

"我似乎听到了医院里的嘈杂声、呼叫声，医院下达了维持秩序、疏散患者的指令。但我只想着尽快完成手术，保证产妇和胎儿的安全。"

产妇还没有生产，郎景和不能离开自己的阵地。他知道：此时生理上的剧痛与心理上的惊恐，让产妇仿佛置身遍布礁石又突起风暴的海域，他作为医生若不点起灯塔，很可能孩子还没生下来，产妇就已经支持不住了。

郎景和一边安慰产妇，一边让旁边的年轻医生扶好照明灯，他担心剧烈的晃动之下，灯会突然掉落砸到产妇。震感愈发强烈，郎景和决定必须尽快结束分娩，他当机立断：先把宫颈剪开，将婴儿取出，再将伤口缝上。一片混乱的情景下，手术迅捷而完美地结束了，产妇和婴儿顺利渡过难关，被迅速送至安全的地方休养。

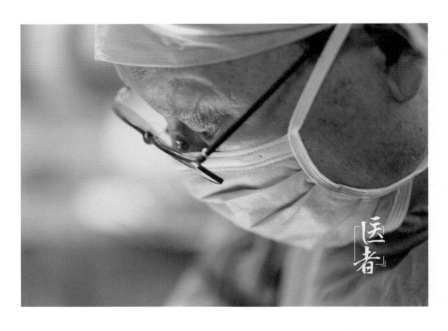

郎景和说："我愿意永远做一个灯塔的守望者，给人们带去一点光亮。可能你在意，也可能你不在意，但我有这样的一种神圣感和仪式感。"

一个医生的故事

　　郎景和在北京协和医院工作了50多年，其间除了出国进修，他一直没有离开过这座"医学圣殿"。那些难忘的故事，不仅仅在于疾病的诊断和治疗，更在于诊治过程中，他与患者的互动、交流与信任。

　　这50多年来经历过的生死瞬间、遇见过的悲欢离合，让郎景和对医生、医学乃至社会产生了许多思考。

　　医学是什么？医生要怎样做？医患之间的关系又该如何？

　　作为中国作家协会的一员，郎景和始终坚持文学写作。2015年，他将自己的半生从医经历与人文思考，写成《一个医生的故事》，与大众分享。

　　郎景和在书中这样定义医学和医生："医学是把自然科学、社会科学和人文科学都结合起来的一个综合学科。而作为一个医生，我不仅仅是给他把病治好，还要给他以信心，给他以帮助，给他以关怀，这个更重要。"

　　在郎景和看来：一个医生应该透视患者的心灵，体察他们的痛苦与焦虑，理解他们的意愿和要求，解决他们的困惑和无助。这既是医生的天职，也是保持自我提高的试炼之路。从医多年，他时常以此与同仁共勉："也许，我们不能保证治好每一个患者，但我们可以保证好好治疗每一个患者。"

他说："实际上，在人与疾病、与对人体侵害和损伤的斗争中，患者与医生是同志和战友，甚至分不清谁是指挥者。我们可能遭遇同样的痛苦折磨、辛苦恣睢，经受同样的心灵震撼、危险威胁……我们必须互相充分信任与理解、密切协作与配合。"

在《一个医生的故事》自序的最后，郎景和郑重写道——

谨以此献给我的患者：

患者教我们怎样看病，

患者教我们怎样做医生。

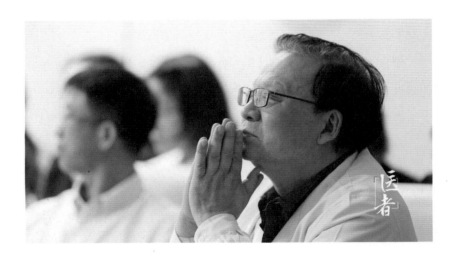

结语

　　我们处在一个科技高速发展的时代，各种科学技术渗入医学，推动了临床诊断和治疗的进步。但随之而来的倾向正如威廉·奥斯勒早已预言的那般：现代医学实践的弊端是历史洞察的贫乏、科学与人文的断裂，以及技术进步与人道主义的疏离。

　　"医学史不应仅仅是技术发展史，更应是艺术和精神追求史。"郎景和提醒道，"我们现今应该特别警惕，不要把自己变成只会操纵机器和器械的匠人和纯科学家。我们似乎生活在一个功利、浮躁和情绪化的社会里，我们或许已经忘却、无视或不屑古今中外经典作品中的高贵自持、信念坚守和真诚友善。在科技如此发展的当下，尤其需要一种人文的再教育。"

　　这种人文教育投射到医学，就是回归医学的本源——医学是随着人类痛苦的最初表达和减轻这份痛苦的最初愿望而诞生的。

　　这是一个医生该做的事。

医者

一想到不能再穿白大褂，我就想哭

蔡连香

首都国医名师，主任医师，博士研究生导师

西苑医院专家委员会委员

中国中医研究院学位评定委员

全国第二、三届老中医药专家师承导师

原北京军区"云梯计划"带徒专家

中国中医科学院学术委员

享受国务院颁发的特殊津贴

发表《调经种子 81 例》等学术文章 30 余篇，获国家中医药管理局科技

进步三等奖 1 项，中国中医研究院科研奖 3 项

从事中医为主、中西医结合妇科临床、科研和教学工作近 60 年，擅长以

中医药为主体，博采众长，并融入现代医学的理论和检测手段，治疗妇

科内分泌疾病、不孕不育症、围绝经期综合征、生殖系统炎症性疾病等

一想到不能再穿白大褂，我就想哭

导语

2016 年《中国不孕不育现状调研报告》显示，我国无法生育的夫妻呈现年轻化趋势，不孕不育人群比例已上升至 12.5%~15%，平均每 8 对夫妻中就有 1 对遭遇生育困境，而且这一数据每年仍在持续增长。在求医道路上，患者想尽了办法，也吃尽了苦头。

有一位医者，始终陪伴在她们身边。难以保胎，她在；再三流产，她在；二胎、三胎来了，她依旧在。

但是，患者们也许并不知道，这位医者，帮助无数生命来到这个世界，她自己却曾经两次与死神擦肩而过。与死神交手时，她唯一挂念的是：今生是否还有机会再穿上那"白衣战袍"。

她就是 84 岁的首都国医名师、中国中医科学院西苑医院妇科主任医师蔡连香。

不求尽善尽美，但求尽心尽力

中国中医科学院西苑医院是中华人民共和国成立后的第一所中医院。

蔡连香诊室门口的照片是她 60 岁时照的，而如今的她依然坐在这里。

蔡连香的桌子上总是放着一杯茶，里边配伍的方子要视季节和自己当天的身体状况而定。"秋冬比较燥，就用点养阴的芦根；根据自己需要，嗓子不好就配点甘草、桔梗，然后用点玫瑰花疏疏肝；有时候心脏不好，就加一点活血的丹参；大便不好的时候配点元参，既通大便又养阴；有时还会加点补气的黄芪、西洋参，健胃的神曲、山楂，理气的陈皮等。"

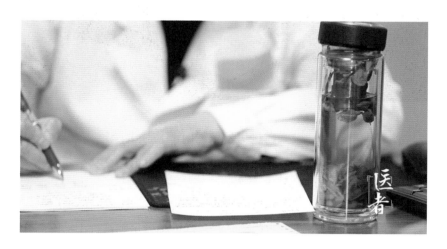

考虑到自己身体不是很好，2015 年时蔡连香本已做好了退休的准备，但就在那一年国家开放了二胎政策。

李平，33 岁，3 年两次怀孕，不出 3 个月腹中胎儿都停止了心跳。面对身体的折磨，心灵的摧残，以及来自家庭的各种压力，她有些承受不住了。

而李平只是蔡连香众多患者中身在人生十字路口的其中一个，像她一样，在期待成为一位母亲时，横生枝节的患者不在少数。这些生育困难的患者、想要二胎的患者都需要蔡连香的帮助，于是蔡连香放弃了退休。

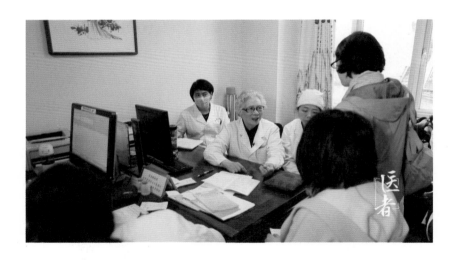

蔡连香出诊时，患者在这里停留的时间往往要超过 20 分钟。蔡连香一刻不停，望诊、号脉、询问病情，到开方用药，甚至连用什么锅熬药也要操心，事无巨细。

每周四上午是蔡连香的查房时间，开导患者是她雷打不动的工作内容。对任何一位女性来说，妇科疾病都不仅仅事关病苦。

"很多女性一怀孕就很紧张，一紧张就容易流产，而且我觉得现在的女性跟以前也不完全一样，现在女性心理压力大，工作压力也大。"

这天，蔡连香面诊了一位 45 岁的患者，她经期过长，行经时间长达 20 多天，导致血色素最低时只有 4 克；经宫腔镜检查，子宫内膜也不是太好，有腺肌症，输卵管一侧积水较严重。她父母身体都不好，再加上自己这么大岁数了还没生小孩……"郁闷的事儿太多"，导致她心情一直处于焦虑、紧张、着急的状态。

蔡连香安慰她："什么事都要想开，你还年轻，还有很多的机会……"蔡连香认为："如果不耐心给她（患者）解答，她回去心里又闷。我们可能多费 5 分钟、10 分钟，却能给她带来很大的益处，这样她回去心情就高兴了，对她的疾病也有利。"

蔡连香的门诊加号是常态。虽然有时候真的很累，但能加号的她还是尽力而为。"我那么大岁数了，身体也不好，我能够服务几年呢？我有时候也有点悲观，我还能看几年病？所以在我有生之年能做到的事我都尽量去做，不一定做得完善，也不一定做得好，但是我会尽我的能力、尽我的心去做。"

如果可以，请多给我一点时间

这天中午 12 点半，蔡连香的门诊结束，照例送她回家的医生却发现蔡连香头晕得站不起来，而此时她的高压已经到了 160。

自从 2005 年初次晕倒后，蔡连香的血压一直不稳定，这对于任何一位耄耋老人都可能是致命的。当时正好又赶上北京最冷的几天，负责接送她的同事劝她回家歇两周再说。但一夜未眠的蔡连香凌晨起来吃完降压药，早上 8 点又准时出现在门诊。她说："患者也挺不容易的，有些患者还是眼巴巴地等着我今天出诊才来的，所以我也尽量能忍住就忍，实在忍不住……"

　　所谓的"实在忍不住"，就是蔡连香彻底病倒的时候。

　　2005 年，蔡连香一直连轴转：一周五次门诊，还要带学校的博士生和学术继承人，根本没时间休息。那天，门诊照例给她安排了 20 多个患者，但看到第 8 个患者的时候，她突然一阵眩晕，整个眼睛都看不清了。她马上吃了心脏急救药，但意识还是逐渐模糊。一旁的进修医生见状赶紧把她送去急诊。虽然蔡连香很快清醒过来，但周围的医生始终不敢掉以轻心，坚持让她做了各项检查：心梗三项、胸导管、脑血管等等。最后发现蔡连香有一点血栓，于是立刻安排了溶栓，还打了安定，整整让她"休息"了 36 个小时。

　　蔡连香对此记忆深刻："我醒来的时候，旁边围着一大群人，有的哭，有的笑。我还很奇怪。"她不知道的是：在她"安睡"的这 36 个小时里，专家们忧心忡忡，连夜会诊，提出了各种诊疗方案；家人和同事直到她平安醒来，才长舒一口气。

　　出院后不久蔡连香便又开始出诊，同事担心她有后遗症，问她感觉脑功能是否有所减退。她则幽默地回答："问题不大，脑力大概只减退了 5% 吧！"

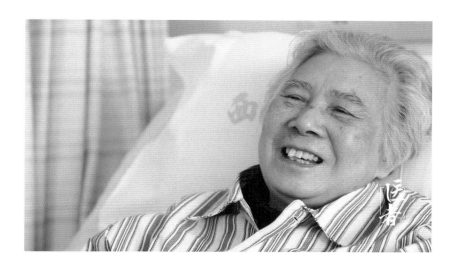

  乐观归乐观，自然规律却无情。自从这次晕倒后，2006年、2007年、2008年，蔡连香开始频繁生病。每年都会因肺炎住院一两次，直到2009年蔡连香再次头晕住院，放射科医生建议她做个CT，她才终于知道，之前的这一切都是因为她体内酝酿了一场巨大的病变：肺癌。

  一般人听到患癌的噩耗，可能会感觉万念俱灰。但蔡连香却很镇静，在拿到确诊报告时甚至一滴眼泪都没流。唯一让她情绪剧烈波动的，是在住院时看到穿白大褂的医生为她检查，那一刻她突然意识到："我可能这辈子再也穿不上这身衣服了。"她顿时心生羡慕，满含热泪，但执拗了大半辈子的蔡连香还是忍住没哭："尽人事，听天命。这辈子做了这么多事，也算不虚此行。"

  不知是命运的眷顾还是心态的加持，蔡连香恢复得很好。半年后，闲不住的她开始不时为患者答疑解惑。不久，她正式回到医院，重新穿回了为之奉献一生的白大褂。

2018 年的一个周末，因为蔡连香身体状况不好，学生们都来看望她。师徒难得齐聚一堂，蔡连香很是感慨："患者有的从广州，有的从新疆，还有的从英国慕名而来，我有时候听了也很感动。我说你们不一定要找我，我已经老了，科里黄主任、谢主任等都跟我学习过，而且她们现在的专业水平都很不错。因为我意识到我的生命是有限的，有时候就比较着急，有些事希望你们赶紧做，说不定我哪天身体不好了就做不了了。今天因为很难得，所以我就把心里的话说出来，我知道你们个个都非常爱我。你们现在是成长了，但是希望还要再进一步，学生一定要比老师强，这个学生才是好学生。"

第二天北京气温零下八度，蔡连香又住院了。

即便躺在病床上，蔡连香依旧不肯好好休息，一直通过微信和患者沟通，因为她的这个患者正处于先兆性流产的危险中。

出院后，蔡连香的门诊又恢复了，为了让自己看起来气色好一些，她特地涂了口红。

小惠是蔡连香恢复门诊后的第一个患者，也正是蔡连香住院期间一直挂念的患者。患有多囊卵巢综合征的她四年备孕，可谓路途漫漫，好不容易怀孕又面临突然出血，这让她焦虑异常，坐卧不宁。蔡连香决定带着小惠一起去查B超，看看胎儿发育的情况。最终检查结果令人欣慰，这下小惠和蔡连香的心里都踏实了。

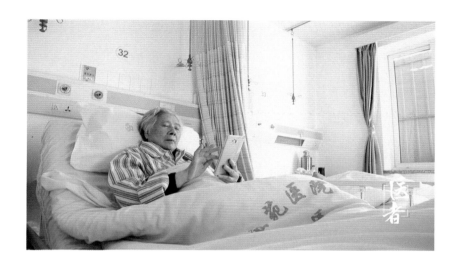

宁可人负我，切莫我负人

生活中的蔡连香低调、谦逊，甚至生病时都谢绝大家探望："我觉得我这个人很平庸，没有什么特别的。智商、情商都一般，但工作还是比较努力、认真，待人比较诚恳、热情。"

工作中，她既坚守着仁心，亦精进着仁术："医生的素质一定要好，要有医德，除此之外还得有技术，要活到老学到老，要跟上新知识、新技术的发展。不管是中医西医，都要跟着时代往前走。"

蔡连香的思想很开明，她提倡以中医理论为指导，采用现代科学的诊断手段和中医传统医学相结合治疗妇科疾病,形成注重胞宫藏泄、突出精血理论、重视扶正祛邪的学术思想，在治疗卵巢早衰、排卵障碍性不孕、习惯性流产等妇科疑难疾病，以及改善子宫内膜容受性方面疗效显著。

对蔡连香来说，老了也可以继续学习新鲜事物，她说："莫道桑榆晚，为霞尚满天。"几年前蔡连香就学会了使用微信，方便及时和有需要的患者沟通。

蔡连香笑着回忆说："2012 年我去海南三亚疗养的时候才开始用微信，以前我是用小手机。女儿说你老太太会什么啊？你就拿个小的手机打打电话就行了。后来我说不对啊，我虽然老了，我的智商还行，也不是文盲，我怎么就学不会用智能手机呢？我就一直换，换到现在这个 64G 内存的智能手机。"

"我觉得微信除了能让我及时和朋友、患者交流外，它里面还有很多卫生、医疗等方面的知识可以学习。当然最重要还是用来给患者看病，接收患者发过来的表、图和病历等，我有时间就给他们回复。"

有了微信，很多时候不是患者找蔡连香，而是她主动关心患者。蔡连香有一个朋友，多年不孕，这几年一直跟蔡连香通过微信联系。但是她把看病想得太简单，觉得偶尔吃吃药就解决了，加之她工作很忙，对自己的身体更是无暇顾及，所以一直未能成功受孕。蔡连香就在微信上提醒她平时吃点中药调理，既不能着急，也不能太不当回事。

只要能看到患者的身体有一点点好转，蔡连香就认为自己付出的时间和精力 100% 值得。

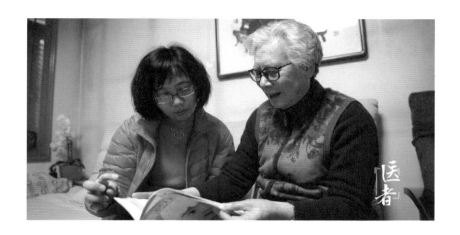

每每谈及家人，蔡连香的言语中总是透着几分愧疚。

"我不是一个贤妻良母。"蔡连香对自己在家庭角色中的缺失并不讳言。出生于 1968 年的女儿和出生于 1973 年的儿子童年时很少能享受到来自母亲的温暖，夜晚陪伴他们的，常常是紧锁的大门。

"没办法，那时候老伴儿下放，医院又很忙，夜里还要值班，我也不能把他们带到病房。"84 岁的蔡连香回忆起 50 多年前的那些夜晚，依然有些自责："半夜两个孩子在家哇哇地哭，也没人管。人家都说你这个妈怎么当的，太狠心了！"

作为一个母亲，蔡连香不是听不到孩子的哭声；只是作为一个医生，她更加无法忽视患者无助的眼神，因为对他们而言，蔡连香的身份早已超越了"医生"这个职业本身，她往往是患者心中的最后一根救命稻草。

蔡连香回忆起从医半个多世纪以来印象最深的一个故事，说：

"患者家属是个男性，从安徽来，他上我家敲门，不是上班时间。我老伴儿开始没敢开门，后来开了门问他什么事，他说他爱人不能怀孕，输卵管不好，月经也不好。我就让老伴陪我到妇科门诊，然后根据他说的情况，给他开了一个治疗方案。他说他不能再住了，如果住到明天走的话就没有钱了。我当时问我老伴儿，你有钱吗？他说我有20块钱，我说那就把20块钱给他吧。这位患者家属非常感谢，要给我们跪下，我说你不要跪，你也很不容易……"

"宁愿把便宜给人家，也不要去占任何人的便宜，宁愿人家负你，你不要负人家，要懂得感恩。"这些父亲从小教育她的话语，蔡连香始终铭记在心并践行至今。

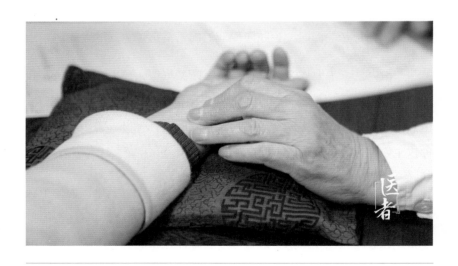

结语

如今，凡周三和周日上午，84 岁的蔡连香依然会雷打不动地出诊。每次出诊，她都要同事陪同才能成行。即便如此，从家到医院区区 400 米的路程她也要走上 15 分钟。

蔡连香曾说："我一身是病，从头到脚都有毛病，可能为大家服务的时间不会很长了。我知道我不可能把什么事都做完，都做得完美。但我心底还是舍不得这身白大褂，所以我还是咬咬牙，做到哪算哪吧。"

"做到哪算哪"这五个字说起来轻松，对我们普通人而言，可能永远无法切身体会到：蔡连香这一句看似无足轻重的承诺，背后是多少个实实在在的春秋寒暑。

医为仁术，必具仁心。从医近 60 年，当蔡连香看到一个又一个孩子降生，一个又一个家庭圆满；看到那些她言传身教的学子走遍天下，成为妇科临床工作中的骨干力量，她就觉得自己这一生没有白活，一切都值了。

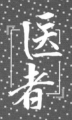

医者

——与其躺着生，不如站着死

朱学骏

医者 | 朱学骏

北京大学第一医院终身教授、皮肤性病科主任医师

博士研究生导师

曾任中国医师协会皮肤科分会会长

中华医学会皮肤性病学分会副主任委员

第八、九、十届国家药典委员会委员

第五届首都十大健康卫士

美国、德国皮肤科协会名誉会员

2018"国之名医·特别致敬"荣誉获得者

擅长治疗大疱性皮肤病及其他疑难重症皮肤病

与其躺着生，不如站着死

导语

如果不深入北京大学第一医院皮肤科，你根本不会知道皮肤病会严重到什么程度。早期人们对皮肤病的认识只是痤疮、皮炎、湿疹，似乎还停留在美的范畴，然而这里收治的患者，可能罹患皮肤癌、黑色素瘤、恶性天疱疮等重疾，他们正经历人生中最脆弱、最恐惧、最私密的难关。

有一位医者，置身于北京大学第一医院皮肤性病科 50 余年，年近耄耋仍服务于临床一线，他就是北京大学第一医院终身教授、皮肤性病科主任医师——朱学骏。

笑得多，因为病得重

一般人见到朱学骏时，脑海里多半会不自觉浮现几个词：肤质细嫩、白里透红……这可能是一个皮肤科医生对职业最起码的尊重。

朱学骏所在的北京大学第一医院皮肤科，是北京地区规模最大的皮肤科室。《医者》摄制组跟拍的第一天，就遇到了长有鲜红斑痣前来治疗的小刘。

鲜红斑痣，即天生大面积红色胎记，实为一种良性血管畸形，不会自行消退。小刘一次治疗的时间，不过短短 30 分钟，但像这样独来独往躲避人群的治疗，还将持续整整 3 年。

大部分的皮肤病患者与小刘一样，除了身体上的痛苦，还要承受内心的煎熬，他们是患者中独特的一群，希望将自己隐藏在暗处。

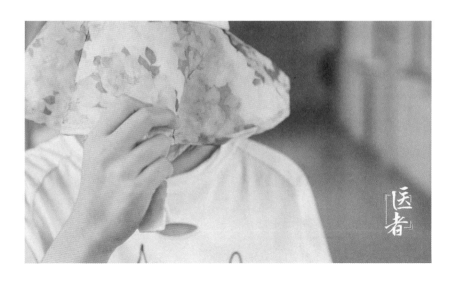

每周一是朱学骏的全天门诊时间，以下是朱学骏给患者看病的日常。

【场景一】

朱学骏："典型的牛皮癣，这个牛皮癣你有多少年了？"

患者："20多年了。"

朱学骏："你孩子多大了？"

患者："我孩子15岁。"

朱学骏："你有老二吗？"

患者："没有。"

朱学骏："不会生老二了吧？"

患者："不想生了。"

朱学骏："还能生得出来吗？"

紧接着是一串爽朗的笑声。

"这个药虽然不是什么毒药，但是吃了之后是不能生孩子的。"

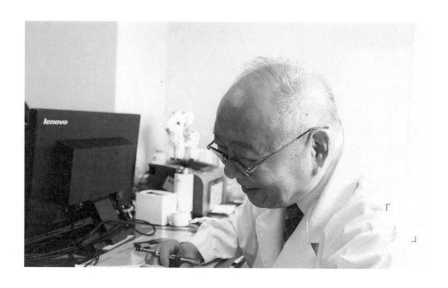

【场景二】

小女孩："爷爷，我要保护牙齿。"

朱学骏："你的牙齿都要这样一颗一颗拔掉以后，再长新的牙齿。你看我的牙齿，是不是呀，你的牙齿全部要拔掉。"

朱学骏："拿一块白的、拿一块黑的（巧克力），拿两块。"

小女孩："谢谢爷爷"。

朱学骏："我就想着她上次也吃巧克力。"

……

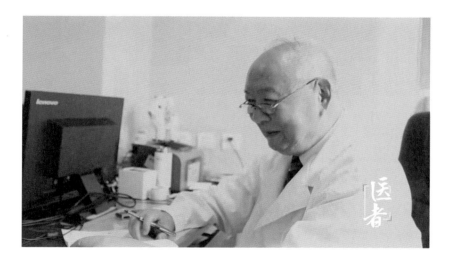

朱学骏的诊室里，总是这样笑声不断，很难想象这是一个皮肤科特需诊室。熟悉朱老的患者，称他是"老顽童"，但他们不知道，笑得多，是因为病得重。

朱学骏深谙，心理建设是治疗一切疾病的首要因素。老顽童的状态，其实是为了给本已痛苦无比的患者心灵"按摩"。他说："任何病，患者的心理因素都占到相当大的成分。所以任何患者来，你要跟患者接触，首先要把患者的心理障碍扫除，使之能坦然面对疾病，不要被疾病压断了脊梁骨。"

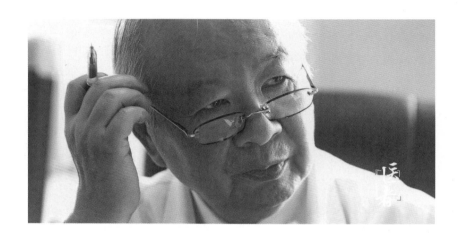

朱学骏一个星期只有一天的全天门诊时间，这一天，他会尤其珍惜，从早上8点到晚上8点，整整12个小时，他几乎不会离开诊室。朱学骏的桌上常备一盒巧克力，可以用来代替午饭，而不吃午饭通常意味着他在等患者的信息。他说："有复杂的恶性病灶患者，很麻烦。"

有一位老人，4年前脚底出现了几颗跟痣一般大小的黑点，很快黑点周围的皮肤开始溃烂、扩散，4年内病情越来越严重，现在的他已经无法自行站立，身上出现"千疮百孔"。在当地医院的推荐下，老人来到北大医院找到朱学骏。

朱学骏说，老人患的是坏疽性脓皮病，这是一种罕见、独特的皮肤溃疡，患者会遭受剧烈的疼痛，身上的黑斑破溃后，里面流有白脓，坏肉需要清洗，然后填上纱布，日复一日，等待愈合。严重者或可导致死亡。

在找到朱学骏之前，老人的治疗方式是使用抗生素，虽然管用，但费用不低，用上一段时间药就只能停。遇到这类经济困难的患者，朱学骏就想尽办法为患者节省开支，力争用"小药"治"大病"。他经过反复考虑论证后，给老人开了一个传统的药方。十来天的药，二百来块钱，并配合日常多喝牛奶、多吃鸡蛋，把蛋白质补上去。

朱学骏常说："当医生一定要乐善好施，要有一副好心肠，要把患者当自家人、亲人来对待，所以'求'医的说法其实是不对的。"

"让患者用小钱把病治好，这是好医生的标志之一。不能净开大处方，搞得人家倾家荡产，就算病治好了，家也完蛋了，老婆也离婚了，房子也没有了，那你算什么呢？！"朱学骏的言辞幽默而又犀利。

用一生陪跑患者，花 40 年攻克顽疾

在2000多种已知的皮肤病里有3个"雷区"：皮肤癌、红斑狼疮、天疱疮。

天疱疮，也被称为大疱病，是一种自身免疫性疾病，也是死亡率最高的险疾之一，溃烂、截肢、复发……患者常因全身溃烂或者合并败血症、肺炎等继发感染导致死亡。

北京大学第一医院皮肤科是我国天疱疮主要的诊疗中心，多年前病房里常常是"万疱齐发"。

这天，返聘后很少回病房的朱学骏神情严肃地走进住院部，这意味着重度天疱疮患者的到来。患者是一位 35 岁的女性，发病时间不到两年，身体似乎被加以"极刑"，巨大的感官冲击让人不忍直视——皮肤如同龟裂的土地；破溃到深可见骨的身体，甚至蔓延到舌尖；臭到掩鼻的异味。旁观者第一眼看到她，感觉仿佛只有那流动的点滴是她生命发出的微弱信号。

这，就是天疱疮。患者早期的特点就是皮肤松弛，一揉皮肤就会破，而溃烂的伤口结痂后，患者的身体上像是裹上了一层"盔甲"，新的皮肤还未长好，与"盔甲"相连，轻轻一碰就疼痛万分，而这位患者的嘴里也长了疱，几乎无法进食，无法说话——这算得上是最让人绝望的一种病症了。

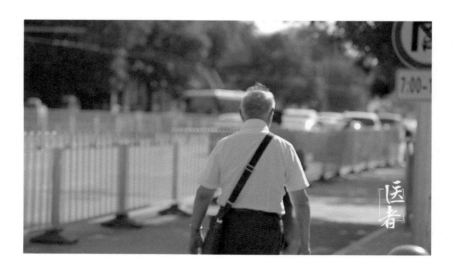

在此之前，朱学骏用 10 年时间治好了一位女孩。

她叫郭丹，得天疱疮的时候只有 16 岁，全身糜烂的面积达到 60%，因此不得不辍学在家。正是花季的年龄，郭丹连生活下去的勇气都没有，更谈何找男朋友，但是朱学骏的治疗改变了她。

郭丹每年夏天都要来找朱学骏复诊一次。2018 年某次复诊完，郭丹要回老家邯郸订婚了，这也是她一定要告诉朱学骏的好消息。

朱学骏听后难掩兴奋，还打趣郭丹的男朋友说："小伙子你可福气了，找到这个小美女，怎么给骗到手的？"

郭丹的痛苦结束了，但很少有人知道，朱学骏带领郭丹与天疱疮的抗争，整整进行了 10 年。他至今仍清晰地记得第一次见到郭丹时的情形，那时的她简直是体无完肤。考虑到郭丹家庭条件不是很好，朱学骏在治病过程中不仅要想方设法替她省钱，同时还要抚慰她心理上的创伤。就这样不间断地治疗，从初次问诊到彻底治愈，一个从 16 岁到 26 岁，一个从 66 岁到 76 岁。可以说，坚持了 10 年的郭丹和朱老，都是生命的英雄。朱学骏说："这种例子对于医生也是很好的正反馈，这就说明'世上无难事，只怕有心人'，所以我们不要轻易放弃每一个患者。"

但病床上的那位重度天疱疮患者，终究无力挽回，因为肺炎去世了。朱学骏说："得了这种病，就是一直在消耗。身体没有自救的能力，而消耗总有一个尽头。"所以说得了天疱疮，最重要的就是要早诊断、早治疗、早控制。

20世纪60年代，受制于当时的医疗条件及认识水平，重症天疱疮患者的死亡率较高。降低天疱疮患者死亡率，成为极具挑战性的医学难题。在郭英年、王光英等老一辈专家的指导下，北大医院首先在国内设立了疱病专病门诊，朱学骏有机会接触到越来越多的疱病患者。他们在患病时所遭遇的痛苦、绝望、迷惘和期待的眼神，催生了朱学骏思索解决问题的决心和意志，他决定向天疱疮这个顽固的敌手宣战。

遇到重症疱病患者，朱学骏丝毫不嫌弃患者因皮肤溃烂而发出的难闻气味，亲自指导患者换药，有时还要琢磨这难闻的气味，原因很简单，"因为大肠杆菌、绿脓杆菌都有不同的味道，闻味道有时能帮助医生更好地作出诊断"。

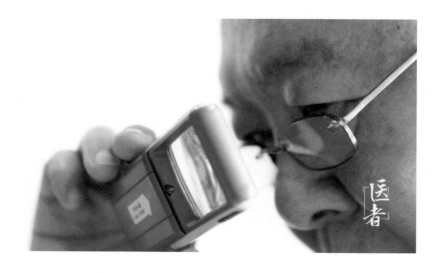

朱学骏还说："能够帮患者将病情控制住，又不至于产生不良反应，不让患者生活质量下降，这是艺术。"治疗天疱疮也是一样，要把药量降到最少，使之既能把病情控制好，又不至于产生严重副作用，这个平衡点很难掌握。要么用量不够控制不住病情，要么用量过多，比如激素用多了就会出现副作用，导致股骨头坏死、胸肺结核感染等，严重的可能会导致患者死亡。

由于天疱疮容易复发，朱学骏就详细记录下患者的住址、电话，空闲时带着医生、护士去家访。许多外地的患者病情很重，家里又很穷，为了避免他们来回奔波，朱学骏就经常与患者通信，了解病情并指导治疗。真正做到了不仅把病情控制住，还对患者负责到底。

……

经过 40 多年的艰辛求索，终于，朱学骏将副肿瘤性天疱疮的死亡率从 80% 降到了 30% 以下，并在国内外重症皮肤病治疗领域开创了多个"首次"，在国际上首次提出类天疱疮抗原异质性，首先发现 BPAg2 抗原；在国内首先报告副肿瘤性天疱疮，并在该病发病机理研究上取得重大突破，论著 2004 年在《柳叶刀》杂志上发表。

目前，北大医院皮肤科已诊治了数千名天疱疮患者，成为我国天疱疮主要的诊疗中心。很多皮肤科医生和患者都说："得了天疱疮，求治于北大医院就算到头了，找到朱医生就算有救了！"

80 岁网红的"两副面孔"

为向大众进行皮肤科相关知识的科普，朱学骏还开通了微博。他说此举是源于本心，首先是要回馈社会，因为他认为"医生的成长离不开患者，虽然自己的努力也是一方面，但如果没有给患者看病的经历，看再多书也成不了好医生。所以可以说是患者、是老百姓成就了我"。其次，皮肤病多发、常见，几乎人人都会得，并且绝大多数并不危及生命。再次，皮肤病以形态学为主，通过清晰的照片，有经验的医生通常可以作出临床诊断；此外，皮肤科的药很多都是非处方药，在药店就能买到。所以可以说"微博为皮肤保健科普提供了很好的平台"。如果能通过微博为大众科普一些医学知识，就可以免去患者到医院就诊之劳。

由于朱学骏的门诊数量有限，往往一号难求，所以毫无意外，这样的方式受到了网友的欢迎，朱学骏的微博"一发不可收拾"，粉丝以惊人的速度增长，至今已有 100 多万粉丝。他每天在线近 2 小时，为网友们提供专业咨询，到现在为止已经回答了 20 000 多条问题。他还据此整理出版了《皮肤病百问》，方便患者随时查阅。

"我是北京大学第一医院皮肤科的朱学骏教授，我将乐意为各位就皮肤保健及皮肤病方面的问题提供咨询。"每当夜幕降临，朱学骏就准时坐到电脑前，开始了他的微博"义诊"时光。

而网络另一端得到朱老帮助的万千患者，也对朱老致以由衷的敬

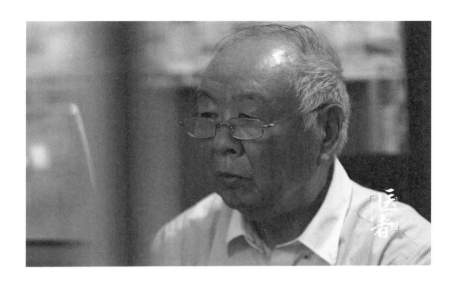

意和感谢：

"很感动您这么长久地坚持为患者答疑，医者仁心！厚德载福！

"朱医生，您这样不求回报、坚持不懈地帮助广大患者，太让人敬佩了！！一颗伟大高尚的心灵！

"尊敬的朱教授，在大洋彼岸给您深深鞠躬，我每天都看您的微博，为中国有您这样善良的好医生而自豪。

......

朱学骏的微博有很大的特点：第一，没有广告；第二，没有虚假宣传，也不允许任何虚假宣传。看到网上宣称"祖传秘方，包治牛皮癣，无效退款"的信息，心直口快的朱学骏就毫不客气地加以制止，以明证视听。在网上看到虚假广告，朱学骏就忍不住要较劲，脱口而出"胡说、吹牛、骗人……"想方设法揭穿他们，"决不能纵容他们欺骗患者"。

2018年初，朱学骏就曾在微博上与一家药企展开了一场微博大战。某药厂的广告中宣称一种激素超强的药物儿童可以使用，朱学骏就严厉谴责该药厂虚假宣传。结果还轮不到朱学骏亲自回击，粉丝们就纷纷站出来声援他：

"你真的知道博主是谁吗？支持朱医生，医者仁心！

"力挺朱老，专业人士存在的目的，就是给科学代言，为真理站台，与虚假欺骗斗争到底！"

……

这就是80岁网红的"两副面孔"：对患者百转柔情，对"敌人"毫不留情。

即使谢幕，也不意味着结束

为了方便来往医院，朱学骏平时主要住在北大医院的家属楼里，而那个距离北大医院30千米温馨的家，他却很少回，以致家中的细节甚至让他有一些陌生，连电视遥控器放在哪都不知道。

朱学骏说："我的老婆就是我的后勤部长。"老伴儿却说："你别说这个好听话。"实际上，妻子比谁都更支持和理解朱学骏在做的事。

朱学骏的老伴儿也是上海人，和朱学骏在北京相识，这些年家中的大小事务都是她一人操劳。朱学骏说："虽然亏欠很多，但没办法，身不由己。"因为很大程度上，当你选择了医生这个职业，实际上就意味着"放弃"正常的生活。

朱学骏曾任中国医师协会皮肤科分会会长，如今他还负责着很多国家项目，并出资100万建立了北京大学皮肤科人才培养和拓展中心。作为北京大学第一医院皮肤性病科的主任医师，朱学骏说：

"我再干10年应该是可以的。我这10年当然一方面要看病，另一方面更要为我们科乃至我们国家的皮肤科，培养更多的人才，要让中国皮肤科扎扎实实走向世界。

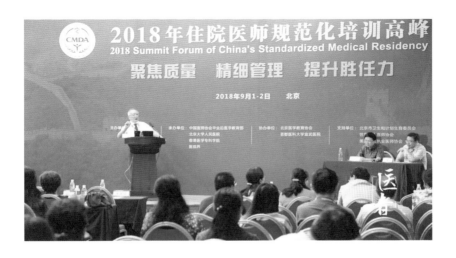

"要把我们皮肤科做好做强，就必须从年轻人抓起，把年轻人基础夯实了，我们才能盖高楼。

"传承很重要，知识千万不要占为己有，知识是公共的财富。我要尽心尽力地把住院生培养好，作为同质化或者军事化的培训，要让他们不管在全国哪个角落都能够受到最好的教育，这是我的宗旨。所以我在有生之年要做一件大事，就是要让全国所有刚入行的皮肤科医生从一开始就能得到最好的教育，我们给他们提供学习的平台。现在这个平台已经建立起来了，在手机上就可以看我们皮肤科的网络课程，现在我们又发表了有标准的操作规程，这样培养出来的学生就不会错。"

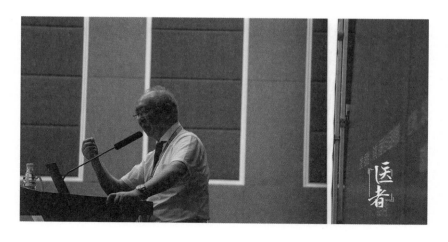

2019 年 5 月 24 日，科学技术部、国家卫生健康委、中央军委后勤保障部、国家药监局联合发布文件【国科发社〔2019〕177 号】，正式认定第四批国家临床医学研究中心。北京大学第一医院作为唯一被公示的皮肤科领域单位，正式获批成为国家皮肤与免疫疾病临床医学研究中心。

结语

　　虽然朱学骏作为终身教授意味着将永远不会退休，早年间他为退休生活准备的碟片也早已在架上蒙灰，但他无怨无悔。

　　"人最宝贵的是生命，生命属于人只有一次，人的一生应当这样度过：当他回忆往事的时候，不会因为虚度年华而悔恨，也不会因为碌碌无为而羞愧。"《钢铁是怎样炼成的》一书中，保尔·柯察金关于生命的这段名言，世人耳熟能详，这也是朱学骏最为珍视的座右铭。

　　年近八旬的朱学骏也常常会问自己，我这一生有没有虚度年华？有没有碌碌无为？"我的回答是没有。"朱学骏对此很有底气。为了写好人生这本书，从医近半个世纪的他从未有过半刻松懈。

　　如今，年近80岁的朱学骏依旧坚持在一线，门诊、教学、学术研究、微博答疑、出差讲座……他说："希望像华罗庚一样倒在讲台上。我与其躺着生，不如站着死。"